药学实践教学创新系列教材

（供药学类、中药学类及相关专业用）

总主编 李校堃 叶发青

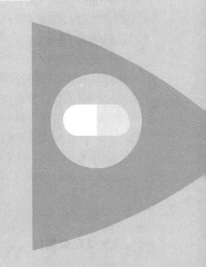

药剂学模块实验教程

Yaojixue Mokuai Shiyan Jiaocheng

U0272592

主　编	赵应征
副 主 编	胡淑平 杨　伟 卫　涛
主　审	林　丽
编　者（按姓氏笔画排序）	
	卫　涛　田吉来　苏国琛　杨　伟
	张　明　赵应征　胡淑平　姜义娜
	傅红兴　雷运涛　虞希冲

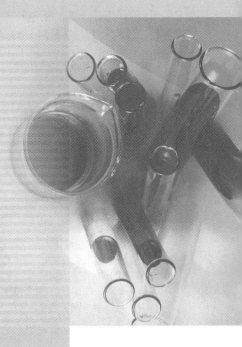

高等教育出版社·北京

内容提要

　　本教材是"药学实践教学创新系列教材"之一。全书系统整合了药剂学相关的三门主干实验课程——物理化学实验、药剂学实验和药物动力学实验，旨在提高学生自主学习、综合分析和实践创新的能力。全书分为三篇，第一篇为药剂学基础实验，使学生掌握基本实验操作技能。第二篇为药剂学综合实验，使学生掌握各种常见剂型的制备工艺和相关质量控制方法。第三篇为药剂学设计实验，要求学生综合应用所学知识，在教师的指导下独立完成特定药物的制剂设计与相关评价。

　　本书可供高等学校药学类、中药类及相关专业使用，也可供相关科研与生产人员参考。

图书在版编目（CIP）数据

药剂学模块实验教程 / 赵应征主编. －－ 北京：高等教育出版社，2014.9（2019.12重印）
药学实践教学创新系列教材 / 李校堃，叶发青主编
ISBN 978－7－04－040976－5

Ⅰ. ①药… Ⅱ. ①赵… Ⅲ. ①药剂学－实验－高等学校－教材 Ⅳ. ①R94－33

中国版本图书馆 CIP 数据核字（2014）第 182180 号

策划编辑　吴雪梅　赵晓媛　　　责任编辑　赵晓媛　胡忠婕　　　封面设计　赵　阳
责任印制　尤　静

出版发行	高等教育出版社	咨询电话	400－810－0598
社　　址	北京市西城区德外大街4号	网　　址	http：//www.hep.edu.cn
邮政编码	100120		http：//www.hep.com.cn
印　　刷	玉田县嘉德印刷有限公司	网上订购	http：//www.landraco.com
开　　本	787 mm×1092 mm　1/16		http：//www.landraco.com.cn
印　　张	14.25	版　　次	2014年8月第1版
字　　数	355千字	印　　次	2019年12月第3次印刷
购书热线	010－58581118	定　　价	29.00元

药学实践教学创新系列教材

总编委会

总 主 编　李校堃　叶发青

总 编 委　（按姓氏笔画排序）

仇佩虹　王晓杰　叶发青　叶晓霞

李校堃　林　丹　林　丽　金利泰

赵应征　胡爱萍　高红昌　梁　广

谢自新　董建勇　蔡　琳　潘建春

数字课程（基础版）

药剂学模块实验教程

主编 赵应征

登录方法：

1. 访问http://abook.hep.com.cn/40976
2. 输入数字课程用户名（见封底明码）、密码
3. 点击"进入课程"

账号自登录之日起一年内有效，过期作废
使用本账号如有任何问题
请发邮件至：medicine@pub.hep.cn

药剂学模块实验教程

主编 赵应征

用户名 [　　　] 密码 [　　　] ⌨ 验证码 [　　　] 3840 进入课程

内容介绍　　纸质教材　　版权信息　　联系方式

本数字课程与纸质教材一体化设计，其资源包括以下各部分：

第一篇药剂学基础实验配备了实验方法和仪器介绍的教学PPT，使学生提纲挈领地掌握基本实验操作技能。第二篇药剂学综合实验配备了制剂操作与工业生产以及动物实验操作的相关视频，使学生能够更加直观地了解各种常见剂型的制备工艺和相关质量控制方法以及动物实验操作的具体流程。附录部分配备了大量与实验操作相关的原理图、示意图以及制剂工业生产相关的仪器设备图片。

相关教材

大型分析仪器使用教程
主编 高红昌

药物分析模块实验教程
主编 林丽

药学实验室安全教程
主编 林丹 高红昌

中药学专业基础实验（上册）
主编 仇佩虹

http://abook.hep.com.cn/40976

▶ 序言

《教育部等部门关于进一步加强高校实践育人工作的若干意见》（教思政〔2012〕1号）中指出，实践教学是高校教学工作的重要组成部分，是深化课堂教学的重要环节，是学生获取、掌握知识的重要途径。各高校要全面落实本科专业类教学质量国家标准对实践教学的基本要求，加强实践教学管理，提高实验、实习、实践和毕业设计（论文）质量。此外还指出要把加强实践教学方法改革作为专业建设的重要内容，重点推行基于问题、基于项目、基于案例的教学方法和学习方法，加强综合性实践科目设计和应用。

药学是一门实践性很强的学科，药学人才应具备技术覆盖面广、实践能力强的特点。在传统的药学教育中，各门专业课程自成体系，每门课程的实验项目又被分解为许多孤立的操作单元，实验内容缺乏学科间的相互联系。每一个实验项目的针对性比较集中，训练面窄，涉及的知识点单一，很大程度上影响了实验技能训练的系统性，不符合科学技术认识和发展的内在规律。因此，建立科学完善的药学专业实践教学体系具有重要意义。

温州医科大学药学院经过多年实践建立了"学校－企业－医院"循环互动培养药学人才的教学模式，结合药学的定位和依托优势学科，充分利用校内外实习实训基地等资源，以培养学生的创新、创业精神和实践能力为目的，加强整合，注重实践，深化改革，建立了药学实践教学创新体系并编写了系列教材。该系列教材具有以下特点：

1. 提出了药学教育理念。"厚基础、宽口径、强实践、求创新"是药学高等教育的理念，是药学实践教学创新体系和系列教材的编写必须遵循的教育理念。

2. 创建并实践了药学本科专业"三三"制实践教学新体系。药学本科专业"三三"制实践教学新体系的内容是由实验教学、实训实习、科研实践三部分组成，每一部分包括三个阶段内容。实验教学包括基础性实验（四大模块实验）、药学多学科综合性实验和设计性实验；实训实习包括野外见习和企业见习、医院和企业实训、医院和企业实习；科研实践包括开放实验、科技训练和毕业论文三个阶段内容。

3. 构建药学实践教材体系。 为了更好实施药学实践教学创新体系，编写一系列实验、实训、实习教材，包括《药物化学模块实验教程》《药物分析模块实验教程》《药理学模块实验教程》《药剂学模块实验教程》《药学综合性与设计性实验教程》《生物制药综合性与设计性实验教程》《中药学专业基础实验（上册）》《中药学专业基础实验（下册）》《药学毕业实习教程》《生物制药工程实训教程》《大型分析仪器使用教程》《药学实验室安全教程》共 12 本教材，包含了基础实验、专业实验、综合性实验、设计性实验、仪器操作及安全和实训实习等内容，该实践教学教材具有系统性和创新性。

4. 坚持五项编写原则。 该系列教材的编写原则主要包括以下五个方面。

（1）"课程整合法"原则。 根据药学专业特点，采用"课程整合法"构建与理论教学有机联系又相对独立的四大模块实验课程。按照学科把相近课程有机地组合起来，避免实验操作和项目的重复。其教学目标是培养学生掌握实验基本理论、基本知识、基本方法、基本技能，以及受到科学素质的基本训练。其教材分别是《药物化学模块实验教程》（专业基础课无机化学实验、有机化学实验和专业课药物化学实验课程整合而成）、《药物分析模块实验教程》（专业基础课分析化学实验、仪器分析实验和专业课药物分析实验、制剂分析实验课程整合而成）、《药剂学模块实验教程》（专业基础课物理化学实验、专业课药剂学和药物动力学实验课程整合而成）和《药理学模块实验教程》（专业课药理学实验、临床药理学实验、毒理学实验课程整合而成）。

（2）课程之间密切联系的原则。 以药物研究为主线，在四个模块完成的基础上开设，是将现代的仪器分析方法和教师新的研究技术引入实验教学中。让学生从实验方法学的角度，理解新药研究全过程，即药物设计—药物合成—结构鉴定—制剂确定—质量控制—药效及安全性评价的一体化实验教学内容。实验教材是《药学综合性与设计性实验教程》。其教学目标是让学生综合应用多门实验课的方法与技能，掌握药学专业各学科的联系，建立药物研究的整体概念，培养学生发现问题、解决问题的能力。

（3）"教学与科研互动"的原则。 促使"科研成果教学化，教学内容研究化"，将教师的科研成果、学科的新技术、新方法、现代实验技术与手段引入到实验教学中。开展自主研究性实验，学生在教师指导下自由选题，查阅文献、设计实验方案、实施操作过程、观察记录数据，分析归纳实验结果，撰写报告。其教学目标是使学生受到科学研究的初步训练，了解科研论文写作过程。

（4）系统性原则。 按照人才培养目标和实验理论、技术自身的系统性、科学性，统筹设计了基础性实验，以此进行基本技能强化训练；再通过多学科知识完成综合性实验，为毕业实习和应用型人才就业打下良好的基础；再进一步开展设计性实验，给定题目，学生自己动手查阅文献，自行设计，独立操作，最后总结。系列实验教材内容由浅入深、循序渐进、相互联系。

（5）坚持强实践，求创新的原则。 从学生的学习、就业特点以及综合素质培养出发，构建见习、实训和实习三大平台多样性、立体化的教学体系，以加强学生的实践能力；

依托优势学科，通过开放性实验、大学生创新科技训练和毕业论文三阶段循序展开，创建学生科研实践与教学体系。

此外，为了适应时代的需求，也便于学生课外自主学习，本系列教材每本均配有数字课程，数字化资源包括相关图片、视频、教学 PPT、自测题等，有助于提升教学效果，培养学生自主学习的能力。

药学实践教学创新系列教材是由总编委会进行了大量调研的基础上设计完成的。在教材编写过程中，由于时间仓促，涉及交叉学科多，药学实践教学还有一些问题值得探讨和研究，需要在实践中不断总结和发展，因此，错误和不当之处难以避免，恳请专家、同仁和读者提出宝贵意见，以便今后修改、补充和完善。

李校堃　叶发青
2014 年 2 月于温州医科大学

▶ 前言

《药剂学模块实验教程》为"药学实践教学创新系列教材"之一。以实践药学本科专业"三三"制实践教学新体系和"厚基础、宽口径、强实践、求创新"的药学高等教育理念为宗旨编写而成，旨在提高学生自主学习、综合分析和解决较复杂问题的能力，培养学生科学思维和创新思维能力。

本教材打破原来按照药剂学相关课程单独设置实验课程的情况，将药剂学相关的三门主干实验课程——物理化学实验、药剂学实验和药物动力学实验，根据其内在的规律和联系，进行系统整合。全书分为三篇，第一篇为药剂学基础实验，将药剂学相关的三门实验课程的基本实验内容按照循序渐进的思路综合设计，使学生掌握基本实验操作技能。第二篇为药剂学综合实验，以药剂学为主线，将三门实验课程内容融合成综合实验，使学生掌握各种常见剂型的制备工艺和相关质量控制方法。第三篇为药剂学设计实验，训练学生综合应用所学知识能力，在教师的指导下由学生自己完成特定药物的制剂设计与相关评价。

本教材突破了原有药学类专业实验课程依附于各自理论课程教学的传统框架，突出应用性和实用性，力求重点突出、详略得当、图文并茂，既紧扣药剂学学科基础理论，又紧跟药剂学学科前沿进展，拓展和丰富相关实验内容；在内容的编写和组织上，重视教材的科学性、先进性、逻辑性、启发性、实用性和教学适用性，不仅满足药剂学学科实验课程的教学需求，而且也体现了其前瞻性特色。

本书的编写和出版得到了高等教育出版社的大力支持。赵应征老师负责全书的规划和编排，第一篇药剂学基础实验中实验九到实验十五的部分内容撰写，第二篇药剂学综合实验的实验二十到实验二十二的内容撰写，第三篇药剂学设计实验的部分内容撰写，附录资料部分内容的整理。胡淑平老师负责第一篇药剂学基础实验部分的实验九到实验十一的主要内容撰写，第二篇药剂学综合实验的实验七到实验十四、实验十六、实验十八、实验十九，以及实验二十三、实验二十四的部分内容撰写。杨伟老师和虞希冲老师负责第一篇药剂学基础实验部分的实验十六到实验二十一的内容撰写，第二篇药剂学综合实验的实验十二、实验十五、实验二十七和实验二十八的内容撰写。田吉来老师负责第二篇药剂学综合实验的实验一到实验六部分内容的撰写，第三篇药剂学设计实验的部分内容撰写，附录资料的编辑整理。卫涛老师和雷运涛老师（中国药科大学理学院）负责药剂学第一篇基础实验部分中实验一到实验八内容的撰写和审核工作。傅红兴老师负责第二篇药剂学综合实验的实验二十三到实验二十六部分内容的撰写。苏国琛老师（南开大学药学院）负责第二篇药剂学综合实验的实验一到实验三、实验九到实验十四、实验十七到实验十九、实验二十五和实验二十六部分内容的撰写。姜义娜老师负责第二篇药剂学综合实验的实验二的内容撰写，并和研究生张明共同负责附录部分的资料收集与汇编。

在本教材的编写过程中，各位编者严谨认真、不断修正，使本书圆满完成。在此，对他们的辛勤工作表示衷心的感谢！此外，对书中所引用资料的其他药学工作者，在此也表示衷心的感谢。

由于编者水平有限，书中难免有不妥和疏漏之处，恳请有关专家和读者批评指正。

赵应征

2013 年 12 月

《药剂学模块实验教程》知识结构框架图

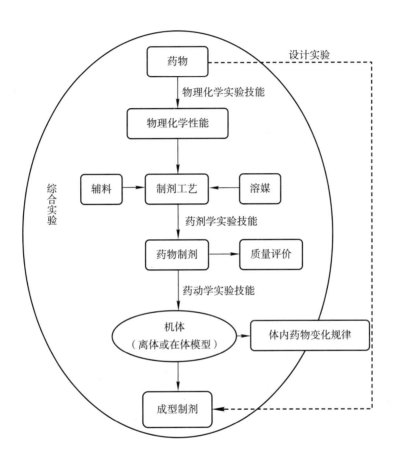

目　录

第一篇　药剂学基础实验

第二篇　药剂学综合实验

第三篇　药剂学设计实验

>>> 第一篇

··· 药剂学基础实验

实验一

电导法测定电离平衡常数及难溶盐溶解度

【实验目的】

1. 熟悉电解质溶液电导的测定原理与方法。
2. 测定磺胺水溶液的电导率,计算摩尔电导率、解离度和解离常数。
3. 测定难溶盐的溶解度。

【实验原理】

电解质溶液导电是凭借阴阳离子的相对移动实现的,它的导电能力以电导(conductance,G)来表示,电导 G 是电阻 R 的倒数:

$$G = 1/R \qquad (1-1-1)$$

电导的国际单位是西门子,用符号 S(Siemens)表示。

电阻与导体(电解质溶液)的横截面积(A,垂直于电流方向的截面积)成反比,与导体的长度 L 成正比,可用下式来表明它们之间的关系:

$$R = \rho L/A \qquad (1-1-2)$$

比例常数 ρ 称为电阻率

将式(1-1-2)代入式(1-1-1)可得:

$$G = \frac{1}{R} = \frac{1}{\rho} \cdot \frac{A}{L} = \kappa \cdot \frac{A}{L} \qquad (1-1-3)$$

式中 κ($=1/\rho$)称为电导率或比电导度(specific conductance),单位为 $S \cdot m^{-1}$ 或 $\Omega^{-1} \cdot m^{-1}$,它是长度为 1 m,横截面积为 1 m^2 的导体的电导。

从式(1-1-3)可得:

$$k = \frac{L}{A} \cdot \frac{1}{R} = K \cdot \frac{1}{R} = K \cdot G \qquad (1-1-4)$$

式中的 K($=\dfrac{L}{A}$)对于同一个电导池(由两片固定在玻璃上的平行的电极组成)而言是一个常数,称为电导池常数,是一个表示电导池几何特征的量。

从式(1-1-4)可以看出只需测得电阻和电导池常数就可得到电导率。至于求电导池常数的方法并不是实际去测量电极的面积和距离,而是用已知电导率的标准溶液装入电导测定器中,测定其电阻,代入式(1-1-4),便可算出电导池常数。从而可测量待测溶液的电导率。

电解质溶液的电导是随溶液浓度的改变而改变的。在相距 1 m 的两个平行电极之间,放置含有 1 mol 电解质溶液,此溶液的电导称为摩尔电导率,用 Λ_m 表示。因为电解质的量规定为 1 mol,故导电溶液的体积将随溶液的浓度而改变。设 c(单位为 mol $\cdot$ m^{-3})为电解质溶液的浓度,则含有 1 mol 电解质溶液的体积 V 应为 c 的倒数,即 $V = 1/c$。所以,摩尔电

3

导率 Λ_m 与电导率 κ 的关系为:

$$\Lambda_m = \kappa V = \frac{\kappa}{c} \qquad (1-1-5)$$

摩尔电导率的单位为 $S \cdot m^2 \cdot mol^{-1}$ 或 $\Omega^{-1} \cdot m^2 \cdot mol^{-1}$,若浓度 c 的单位是以 $mol \cdot dm^{-3}$ 表示时,则应换算成以 $mol \cdot m^{-3}$ 表示,然后进行计算。

摩尔电导率是随溶液浓度的稀释而增加的,无限稀释时的摩尔电导率以 Λ_m^∞ 表示。对于弱电解质来说,摩尔电导率与无限稀释时的摩尔电导率之比,可以表示该浓度下的解离度(α,degree of dissociation)。

$$\alpha = \frac{\Lambda_m}{\Lambda_m^\infty} \qquad (1-1-6)$$

因而可以通过测定弱电解质的电导率,来求得它的解离平衡常数(dissociation constant)。

如磺胺水溶液存在下列电离平衡:

$$\underset{SO_2NH_2}{\underset{|}{\overset{NH_2}{\overset{|}{\bigcirc}}}} + H_2O \rightleftharpoons \underset{SO_2NH^-}{\underset{|}{\overset{NH_2}{\overset{|}{\bigcirc}}}} + H_3O^+$$

初始时 c 0   0

平衡时 $c(1-\alpha)$ $c\alpha$ $c\alpha$

其解离平衡常数 K_c^θ 与解离度 α 及浓度 c 之间有如下关系:

$$K_c^\theta = \frac{\left(\dfrac{c\alpha}{c^\theta}\right)^2}{\left(\dfrac{c(1-\alpha)}{c^\theta}\right)} = \frac{c\alpha^2}{c^\theta(1-\alpha)} \qquad (1-1-7)$$

将式(1-1-6)带入式(1-1-7)可得

$$K_c^\theta = \frac{\Lambda_m^2}{\Lambda_m^\infty(\Lambda_m^\infty - \Lambda_m)} \cdot \frac{c}{c^\theta} \qquad (1-1-8)$$

此式称为奥斯特华德稀释定律(Ostwald's dilution law)。若已知无限稀释摩尔电导率,可通过电导率测定,求算摩尔电导率,进而计算出该电解质的电离平衡常数。若没有无限稀释摩尔电导率数据,则可测一系列浓度电解质溶液的电导率,计算相应摩尔电导率,然后根据式(1-1-8)转化得下式:

$$\frac{1}{\Lambda_m} = \frac{1}{\Lambda_m^\infty} + \frac{1}{K_c^\theta(\Lambda_m^\infty)^2} \cdot \frac{c}{c^\theta}\Lambda_m \qquad (1-1-9)$$

$\dfrac{1}{\Lambda_m}$ 与 $\dfrac{c}{c^\theta}\Lambda_m$ 存在线性关系,通过作图,可由斜率和截距求算出 Λ_m^∞ 和 K_c^∞。

通过电导率的测定还可得到难溶盐溶解度的信息,以难溶盐 AgCl 水溶液为例,由于 AgCl 在水中溶解度极小,所以 AgCl 饱和水溶液的摩尔电导率 Λ_m 可以近似看做是无限稀释溶液的摩尔电导率 Λ_m^∞,即 $\Lambda_m \approx \Lambda_m^\infty$。根据离子独立运动定律有:

$$\Lambda_{m,AgCl}^\infty = \Lambda_{m,Ag^+}^\infty + \Lambda_{m,Cl^-}^\infty \qquad (1-1-10)$$

查表无限稀释水溶液中离子的摩尔电导率,由式(1-1-10)可直接计算求得摩尔电导率,再测得 AgCl 饱和溶液的电导率 $\kappa_{溶液} = \kappa_{AgCl} + \kappa_{H_2O}$,所以:

$$\kappa_{AgCl} = \kappa_{溶液} - \kappa_{H_2O} \tag{1-1-11}$$

由摩尔电导率和电导率之间的关系可得 AgCl 饱和溶液的浓度 c:

$$c = \kappa_{AgCl}/\Lambda_{m,AgCl}^{\infty} = (\kappa_{溶液} - \kappa_{H_2O})/(\Lambda_{m,Ag^+}^{\infty} + \Lambda_{m,Cl^-}^{\infty}) \tag{1-1-12}$$

c 的单位是 $mol \cdot m^{-3}$。

【器材与试剂】

DDS-307 型电导仪、超级恒温水浴锅、电导电极、烧杯和试管若干。

电导水、$0.01\ mol \cdot L^{-1}$ 磺胺水溶液、AgCl 饱和水溶液。

【实验安排】

1. 磺胺溶液电导率的测定与解离常数的计算

取清洁的电导电极依次用蒸馏水、电导水及 $0.01\ mol \cdot L^{-1}$ 磺胺溶液冲洗 2 次。装入约 10 mL 的 $0.01\ mol \cdot L^{-1}$ 磺胺溶液。在 25℃ 恒温下按"DDS-307 型电导率仪"的使用方法及操作注意事项等进行测定,重复测 3 次,代入式(1-1-5),(1-1-6),(1-1-7),(1-1-8)即可求得磺胺的解离常数。

2. 难溶盐 AgCl 在水中的溶解度测定

电导电极先后用蒸馏水、电导水及 AgCl 饱和溶液冲洗 2 次,然后将电极放入 AgCl 饱和溶液中,恒温后用 DDS-307 型电导仪测定其电导率,重复测 3 次,取平均值即为饱和溶液电导率 $\kappa_{溶液}$,同法测定重蒸馏水的电导率 κ_{H_2O} 代入式(1-1-11)可求得 κ_{AgCl}。再由手册查得 $\Lambda_{m,Ag^+}^{\infty} + \Lambda_{m,Cl^-}^{\infty}$ 数据直接计算 $\Lambda_{m,AgCl}^{\infty}$。然后代入式(1-1-12)即可求出 AgCl 在水中的溶解度 c。

3. DDS-307 型电导率仪的使用

(1)仪器结构见图 1-1-1。

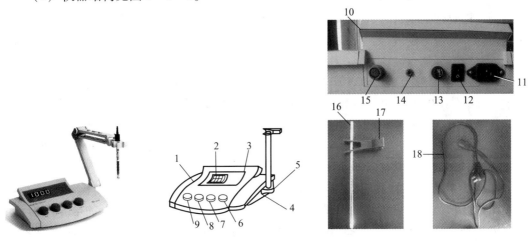

图 1-1-1 DDS-307 型电导率仪

1. 机箱盖; 2. 显示屏; 3. 面板; 4. 机箱底; 5. 电极梗插座; 6. 温度补偿调节旋钮; 7. 校准调节旋钮;
8. 常数补偿调节旋钮; 9. 量程选择开关旋钮; 10. 仪器后面板; 11. 电源插座; 12. 电源开关;
13. 保险丝管座; 14. 输出插口; 15. 电极插座; 16. 电极梗; 17. 电极夹; 18. 电源线

（2）仪器的使用

1）开机:电源线插入仪器电源插座,仪器必须有良好接地!按电源开关,接通电源,预热 30 min 后,进行校准。

2）校准:仪器使用前必须进行校准!将量程选择开关旋钮（9）指向"检查",常数补偿调节旋钮（8）指向"1"刻度线,温度补偿调节旋钮（6）指向"25 ℃",调节校准调节旋钮（7）,使仪器显示 100.0 $\mu S \cdot cm^{-1}$,至此校准完毕。

3）测量:在电导率测量过程中,正确选择电导电极常数,对获得较高的测量精度是非常重要的。可配用的常数为 0.01、0.1、1.0、10 四种不同类型的电导电极。用户应根据测量范围参照表 1-1-1 选择相应常数的电导电极。

表 1-1-1 相应常数的电导电极

测量范围/($\mu S \cdot cm^{-1}$)	推荐使用电导常数的电极
0~2	0.01,0.1
0~200	0.1,1.0
200~2 000	1.0
2 000~20 000	1.0,10
20 000~100 000	10

注:对常数为 1.0、10 类型的电导电极有"光亮"和"铂黑"两种形式,镀铂电极习惯称作铂黑电极,对光亮电极其测量范围为（0~300）$\mu S \cdot cm^{-1}$ 为宜

① 电极常数的设置:目前电导电极的电极常数为 0.01、0.1、1.0、10 四种不同类型,每种类型电极具体的电极常数值,制造厂均粘贴在每支电导电极上,根据电极上所标的电极常数值调节仪器面板"常数"补偿调节旋钮到相应的位置,使仪器显示值与电极上所标数值一致。

例如:电极常数为 0.01 025 cm^{-1},则调节常数补偿调节旋钮使仪器显示值为 102.5（测量值 = 读数值 ×0.01）;电极常数为 0.1 025 cm^{-1} 则调节常数补偿调节旋钮,使仪器显示为 102.5（测量值 = 读数值 ×0.1）;电极常数为 1.025 cm^{-1} 则调节常数补偿调节旋钮,使仪器显示 102.5（测量值 = 读数值 ×1）;电极常数为 10.25 cm^{-1} 则调节常数补偿调节旋钮,使仪器显示为 102.5（测量值 = 读数值 ×10）。

② 温度补偿的设置:调节仪器面板上温度补偿调节旋钮,使其指向待测溶液的实际温度值,此时,测量得到的将是待测溶液经过温度补偿后折算为 25℃ 下的电导率值;如果将温度补偿调节旋钮指向"25℃"刻度线,那么测量的将是待测溶液在该温度下未经补偿的原始电导率值;常数温度补偿设置完毕,应将量程选择开关旋钮按表 1-1-2 置合适位置。当测量过程中,显示值熄灭时,说明测量值超出量程范围,此时,应切换开关至上一档量程。

表 1 – 1 – 2 量程范围及其所对应的读数

序号	选择开关位置	量程范围/($\mu S \cdot cm^{-1}$)	被测电导率
1	I	$0 \sim 20.0$	显示读数 × C
2	II	$20.0 \sim 200.0$	显示读数 × C
3	III	$200.0 \sim 2\,000$	显示读数 × C
4	IV	$2\,000 \sim 20\,000$	显示读数 × C

注:C 为电导电极常数值

例:当电极常数为 0.01 时,$C = 0.01$;当电极常数为 0.1 时,$C = 0.1$;当电极常数为 1.0 时,$C = 1.0$;当电极常数为 10 时,$C = 10$。

【注意事项】

1. 在测量高纯水时应避免污染,最好采用密封、流动的测量方式。

2. 因温度补偿系采用固定的 2% 温度系数补偿,故对高纯水测量尽量采用不补偿方式进行测量后查表。

3. 为确保测量精度,电极使用前应用小于 $0.5\ \mu S \cdot cm^{-1}$ 的蒸馏水(或去离子水)冲洗 2 次,然后用被测试样冲洗 3 次方可测量。

4. 电极插头座绝对防止受潮,以免造成不必要的测量误差。

5. 电极应定期进行常数标定。

【数据处理】

1. 磺胺解离常数的测定

实验温度:_____℃

磺胺溶液浓度: $0.01\ mol \cdot L^{-1}$ 磺胺的无限稀释溶液摩尔电导率 $\Lambda_{m,SN}^{\infty} = 0.0400\ S \cdot m^2 \cdot mol^{-1}$

实验次数	电导率	摩尔电导率	解离度	解离常数
1				
2				
3				

2. 难溶盐 AgCl 的溶解度测定

实验温度:_____℃   电导电极常数:_____

重蒸馏水电导率:_____ $\Lambda_{m,AgCl}^{\infty} = 0.013\,826\ S \cdot m^2 \cdot mol^{-1}$

实验编号	电导率 κ_{AgCl}(溶液)/($S \cdot m^{-1}$)	电导率 κ_{AgCl}/($S \cdot m^{-1}$)	AgCl 溶解度
1			
2			
3			

【分析思考】

1. 影响弱电解质溶液的电导因素有哪些?

2. 电导测定中为什么配制溶液时需用重蒸馏水?

3. 测定溶液的电导率有何实际应用?

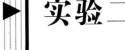

实验二

电导率法测定表面活性剂的临界胶束浓度

【实验目的】

1. 测定表面活性剂的临界胶束浓度。

2. 进一步掌握溶液的电导率测定方法。

【实验原理】

临界胶束浓度(critical micelle concentration,CMC)即形成胶束的最低浓度。形成胶束的表面活性剂溶液,由于溶液结构的变化导致溶液的一系列物理化学性质(如渗透压、浊度、光学性质、电导、表面张力等)发生转折性变化。在表面活性剂溶液的性质与浓度的关系曲线上,位于临界胶束浓度处出现转折点。这是测定临界胶束浓度的实验依据。对于一般电解质溶液,其导电能力由电导 G,即电阻的倒数 $(1/R)$ 来衡量,若所用的电极横截面积为 A,电极间距为 L,用此电极测定电解溶液电导,则式中:κ 是 $A = 1\ m^2$,$L = 1\ m$ 时的电导,称为比电导或电率,其单位为 $S \cdot m^{-1}$。电导率和摩尔电导率有下列关系:

$$\Lambda_m = \frac{\kappa}{c} \qquad\qquad (1-2-1)$$

式中 Λ_m 为 1 mol 电解质溶液的导电能力,c 为电解质溶液的摩尔浓度。

对于离子型表面活性剂溶液,当溶液浓度很稀时,电导的变化规律也和强电解质一样;但当溶液浓度达到临界胶束浓度时,随着胶束的生成,电导率发生改变,摩尔电导率急剧下降,这就是电导法测定 CMC 的依据。图 1-2-1 为十二烷基硫酸钠电导率-浓度的开方关系曲线。

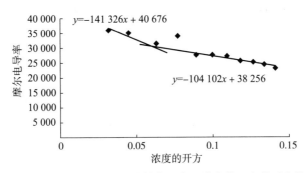

图 1-2-1　十二烷基硫酸钠电导率-浓度的开方关系曲线

【器材与试剂】

比色管(25 mL,11 支)、移液管(1 mL、5 mL 和 10 mL 各 1 支)、DDS-307 电导率仪、超级恒温槽。

0.01 mol · L^{-1} 十二烷基磺酸钠溶液、蒸馏水。

【实验安排】

1. 打开超级恒温槽电源,将加热及泵开关向下扳动,打开冷却水,将温度调至 30 ℃,并将装有 0.01 mol·L⁻¹ 十二烷基磺酸钠溶液的试剂瓶放入水浴中,以使试样完全溶解,当溶液澄清后取出。

2. 采用合适规格的移液管,在 11 支比色管中分别移取 0.50 mL、1.00 mL、1.50 mL、2.00 mL、2.50 mL、3.00 mL、3.50 mL、4.00 mL、4.50 mL、5.00 mL、5.50 mL 的 0.01 mol·L⁻¹ 十二烷基磺酸钠溶液,分别配制 0.000 2 mol·L⁻¹、0.000 4 mol·L⁻¹、0.000 6 mol·L⁻¹、0.000 8 mol·L⁻¹、0.001 0 mol·L⁻¹、0.001 2 mol·L⁻¹、0.001 4 mol·L⁻¹、0.001 6 mol·L⁻¹、0.001 8 mol·L⁻¹、0.002 0 mol·L⁻¹、0.002 2 mol·L⁻¹ 的待测溶液,然后分成两组用皮筋扎起后放入恒温槽中恒温 15 min。

3. 打开电导率仪开关,在 30 ℃恒温下按 DDS - 307 型电导率仪的使用方法及操作注意事项等测定溶液电导率。用电导率仪由低到高的浓度顺序依次测定样品的电导率(注意,在测定每个试样前电导电极必须清洗并擦干)。

4. 测完后关闭电源及冷却水,并弃去被测液。以 $\Lambda_m \sim \sqrt{c}$ 作图得到 CMC。

【注意事项】

1. 清洗电导电极时,不能有机械摩擦,可用电导水淋洗,后将其竖直,用滤纸轻吸,将水吸净,并且不能使滤纸沾洗内部铂片。

2. 注意电导率仪应由低到高的浓度顺序测量样品的电导率。

3. 电极在冲洗后必须擦干,以保证溶液浓度的准确,电极在使用过程中其极片必须完全浸入所测的溶液中。

【数据处理】

1. 实验记录

室温:_____ ℃

浓度/(mol·L⁻¹)	电导率/(S·m⁻¹)	浓度的开方	摩尔电导率
0.000 2			
0.000 4			
0.000 6			
0.000 8			
0.001 0			
0.001 2			
0.001 4			
0.001 6			
0.001 8			
0.002 0			
0.002 2			

2. 绘图　以 $\Lambda_{\mathrm{m}} \sim \sqrt{c}$ 作图得到 CMC。

【分析思考】

1. 影响实验结果的因素有哪些？
2. 测定表面活性剂的临界胶束浓度方法有哪些？

实验三

电位法测化学反应的 ΔG、ΔH 和 ΔS

【实验目的】

1. 掌握电位差计的测量原理和使用方法。
2. 学会应用电位法测定化学反应的热力学函数。

【实验原理】

如果原电池内进行的化学反应是可逆的,且电池在可逆条件下工作,则此电池反应在定温定压下的吉氏函数变化 ΔG 和电池的电动势 E 有以下关系式:

$$\Delta G = -nEF \tag{1-3-1}$$

根据热力学基本关系式:

$$dG = -SdT + Vdp \tag{1-3-2}$$

上式两边对 T 偏微分有:

$$\left(\frac{\partial G}{\partial T}\right)_p = -S$$

$$\left(\frac{\partial \Delta G}{\partial T}\right)_p = -\Delta S \tag{1-3-3}$$

由 $\Delta G = -nEF$ 两边对 T 偏微分有:

$$\left(\frac{\partial \Delta G}{\partial T}\right)_p = -nF\left(\frac{\partial E}{\partial T}\right)_p \tag{1-3-4}$$

式中 $\left(\frac{\partial E}{\partial T}\right)_p$ 称为电池电动势的温度系数,可通过测定不同温度下电池电动势得到。联合式 $(1-3-3)$ 和 $(1-3-4)$ 可得到:

$$\Delta S = -\left(\frac{\partial \Delta G}{\partial T}\right)_p = nF\left(\frac{\partial E}{\partial T}\right)_p \tag{1-3-5}$$

因为 $\Delta G = \Delta H - T\Delta S$,将式 $(1-3-5)$ 代入后可得:

$$\Delta H = \Delta G + nFT\left(\frac{\partial E}{\partial T}\right)_p \tag{1-3-6}$$

在定压下测定不同温度时的电池电动势,即可根据上式算出电池反应的热力学函数变化。本实验测定下列电池:

$$Hg, Hg_2Cl_2 \mid KCl(0.1 \text{ mol} \cdot L^{-1}) \parallel AgNO_3(0.1 \text{ mol} \cdot L^{-1}) \mid Ag$$

根据 Nernst 方程式,可以计算出该电池的电动势,实验中用电位差计来测定,二者数值会有差别。

【器材与试剂】

YJ108B 型数字电位差计、恒温设备、饱和甘汞电极、Ag 电极、烧杯。

0.1 mol · L^{-1} AgNO$_3$ 溶液、0.1 mol · L^{-1} KCl 溶液、饱和 KNO$_3$ 盐桥。

【实验安排】

1. 电池组合

分别取 15 ~ 30 mL 的 0.1 mol·L^{-1} AgNO$_3$ 和 0.1 mol·L^{-1} KCl 溶液注入 2 个洁净的小烧杯中,分别用蒸馏水和 AgNO$_3$ 溶液洗好 Ag 电极后插入 AgNO$_3$ 溶液的烧杯中,用蒸馏水和 KCl 溶液洗好饱和甘汞电极并插入 KCl 溶液的烧杯中,用饱和 KNO$_3$ 盐桥将 2 个烧杯连接起来。

2. 电动势的测定

(1) 首先用标准电池校准电位差计;调零。详见 YJ108B 型数字电位差计(图 1-3-1)使用说明。

(2) 按正确方法,把原电池和电位差计连好,测定室温 T1 下此电池的电动势 E(T1),记下稳定的数据,断开电路。

(3) 将上述电池放入 25 ℃(T2)和 35 ℃(T3)恒温水浴中恒温 20 min,再测定电动势 E(T2)和 E(T3),记下稳定的数据,断开电路。

3. 数据处理

(1) 写出上述电池中,正极和负极上的电极反应,以及电池反应。

(2) 计算三个温度下电池反应的 ΔG。

(3) 根据室温 T1、T2 和 T3 测得的电池电动势,求出电池的温度系数,并计算该反应的热力学函数。

4. YJ108B 型数字电位差计使用

(1) 准备

接通电源,电源线的地线应良好接地,电源开关在仪表的后面板右侧,接通时开关应置于下凹位置,开机前在仪表输入或输出端子上皆不应接上被检或被测仪表。在开机后仪表的初始状态为"输入/输出"处于输入状态,"量程"为 2 000 mV,"mV/℃"处于 mV 状态,相应的指示灯"输入""2 000 mV"亮。预热 30 min 后仪表即可获得符合精度的应用。实验装置如图 1-3-1 所示。

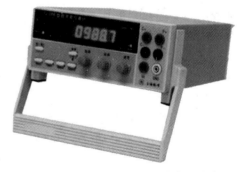

图 1-3-1 YJ108B 型数字电位差计

(2) 输出

接线方式如图 1-3-2 所示。

首先将功能选择开关"输入/输出"接到输出状态,量程开关接到合适的量程后再用仪器所附的二根输入短路线将输出端 P⊕ 和 C⊕ 及 P⊖ 和 C⊖ 分别短路后,即可用所附的一副输入线如图接至被校表。调节粗、细电位器即可获得所需量值的稳定电压。在 200 mV、2 V 档使用时少许预热,即可获得符合精度要求的电压输出。在 20 mV、75 mV 档量程使用应有 15 min 预热时间,并在使用前调零,方法见(5)调零。但应注意:在使用过程中调零电位器不能转动,否则

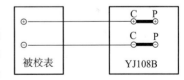

图 1-3-2 输出方式接线图

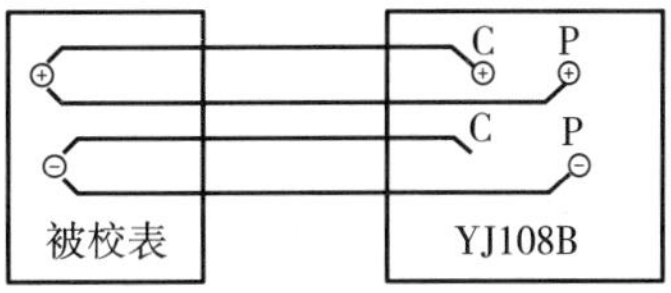

图 1-3-3 四端钮输出方式接线

将影响测量值的精度。在校验低阻抗仪表时应采用四端钮输出方式,以消除测量导线压降带来的读数误差,此时应去掉输出信号端钮上短路导线,接线方法如图1-3-3,仪表显示读数即为被校表输入端子上的实际电压值。

（3）输入（测量）

如图1-3-4接线,功能按键开关置于"输入"（测量）,选择合适量程,在20 mV、75 mV档量和测量时还需按（5）调零方法调零,显示读数即为被测电压值。

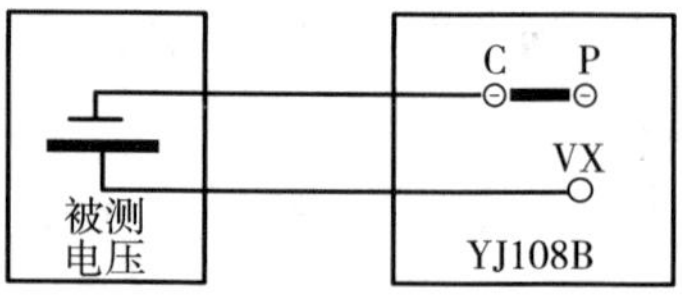

（4）温度直读

"输入/输出"按键开关根据需要可置"输入"或"输出",相应的输入灯或输出灯亮。接线方式同图1-3-4,输入（测量）或输出方式（图1-3-2,图1-3-3）。

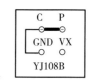

图1-3-4 输入（测量）方式接线图

分度号选择:先按"选择"按键开关,该按键开关下红灯点亮,显示窗左边"S"热电偶指示灯也点亮。此时表示选择了S热电偶分度号,当然也可以根据需要选择K、T、J、E等热电偶分度号,其相应的指示灯也会点亮。如功能开关"mV/℃"是处于mV状态,此时显示即为当前输入（测量）或输出值对应选择的mV读数。如果要选择"温度直读"则按mV/℃按键,显示窗单位指示灯℃点亮,此时显示当前输入（测量）或输出（mV）值对应所选择热电偶分度号的温度直读数。

（5）调零

功能按键开关置"调零",量程开关会自动选择20 mV档,调节调零电位器使数字显示为零。"调零"键只能在mV输入方式时才起作用,否则显示"Error";在温度显示℃方式再按"调零"键,显示"Error"。

注意:无论"输入"或"输出"方式正在测量或输出信号时不能再旋转调零电位器,否则会影响测量值的精度。

（6）保护端方式

仪器在使用时可能会由于环境共模干扰而引起跳字、不稳定等。这时,仪器信号输出低端（C⊖和P⊖）同仪器保护端（GND）相连接,如图1-3-5所示。

（7）关机

按后面板上的电源开关至凸位,仪器停止工作,拔掉电源。

图1-3-5 保护端连接

【分析思考】

1. 为什么必须用电势差计而不能用电压表（如万用表）直接测量电池电动势?

2. 在测定电动势中应注意哪些因素才能使所测电动势准确?

实验四

旋光法测定蔗糖转化速率常数

【实验目的】

1. 熟悉利用旋光性的改变,测定蔗糖转化反应速率常数的方法。

2. 熟悉旋光仪的原理及使用。

3. 了解一级反应的特点及反应速率常数与温度及 pH 的关系,了解测定速率常数的意义。

【实验原理】

化学反应速率除用化学方法测定反应物(或生成物)浓度随时间的改变外,有时还可以用物理方法测定反应系统中某种物理性质(如旋光性、导电性、颜色、体积等)随时间的改变,来计算化学反应速率。

例如,蔗糖在酸性条件下水解产生葡萄糖和果糖,反应式如下:

$$C_{12}H_{22}O_{11} + H_2O \xrightarrow{H^+} \underset{\substack{d-葡萄糖\\(右旋)}}{C_6H_{12}O_6} + \underset{\substack{l-果糖\\(左旋)}}{C_6H_{12}O_6}$$

由于水的量很大,而相对分子质量又很小,故在反应过程中水的浓度可以看作不变。反应过程中 H^+ 起催化作用,其浓度并不变化。故此反应可视为一级反应(first-order reaction)。

一级反应速率方程的微分形式如下:

$$-\frac{dc}{dt} = kc$$

k 为一级反应速率常数,其定积分形式为:

$$k = \frac{1}{t}\ln\frac{c_0}{c_t} \tag{1-4-1}$$

式中 c_0 为蔗糖初始浓度;c_t 为反应进行到 t 时刻时蔗糖的浓度。

当反应物消耗掉 1/2 时所需的时间称为该反应的半衰期(half life),用 $t_{1/2}$ 表示:

$$t_{1/2} = \frac{\ln2}{k} = \frac{0.693}{k} \tag{1-4-2}$$

若要测定某一温度下蔗糖水解速率常数,需知蔗糖初始浓度 c_0 和反应进行到不同时刻时蔗糖浓度 c_t,而直接测定系统中不同时刻时蔗糖浓度比较困难,此时可通过测定反应进行不同时刻时系统中与反应物或产物浓度有直接关联的某一物理量来跟踪反应的进程。蔗糖及其水解产物葡萄糖和果糖都有旋光性,且旋光能力不同,20 ℃时它们的比旋光度分别为:

$$[\alpha]_D^{20}(蔗糖) = 66.6°; [\alpha]_D^{20}(葡萄糖) = 52.5°; [\alpha]_D^{20}(果糖) = -91.9°$$

$[\alpha]_D^{20}$ 表示以钠黄光为光源 20 ℃时测得的比旋光度。正值表示右旋,负值表示左旋。溶液旋光度与所含光活性物质的旋光能力、浓度、温度、光源波长、样品管长度等有关。当

除浓度外其他条件不变时,溶液的旋光度与光活性物质的浓度成正比:

$$\alpha = Kc \tag{1-4-3}$$

式中 K 为比例系数,与物质本性、样品管长度等有关;c 为样品浓度($g \cdot mL^{-1}$)。

随着反应的进行,蔗糖浓度逐渐降低,葡萄糖和果糖浓度逐渐增大,且果糖的左旋性大于葡萄糖的右旋性,所以在反应过程中系统的旋光性不断变化,当完全反应后系统呈左旋性。

反应开始时($t=0$),系统的旋光度 α_0 与蔗糖的初始浓度 c_0 成正比:

$$\alpha_0 = K_1 c_0 \tag{1-4-4}$$

反应进行到 t 时刻时,蔗糖的浓度为 c_t,葡萄糖和果糖的浓度均为 $c_0 - c_t$,此时反应系统的旋光度为:

$$\alpha_t = K_1 c_t + K_2 (c_0 - c_t) + K_3 (c_0 - c_t) \tag{1-4-5}$$

完全反应后,蔗糖的浓度为0,葡萄糖和果糖的浓度为 c_0,则系统的旋光度为:

$$\alpha_\infty = K_2 c_0 + K_3 c_0 \tag{1-4-6}$$

联立式(1-4-4)、(1-4-5)和(1-4-6),消去常数 K,可得:

$$\frac{c_0}{c_t} = \frac{\alpha_0 - \alpha_\infty}{\alpha_t - \alpha_\infty} \tag{1-4-7}$$

将式(1-4-7)带入式(1-4-1)可得:

$$k = \frac{1}{t} \ln \frac{\alpha_0 - \alpha_\infty}{\alpha_t - \alpha_\infty} \qquad 即 \ln(\alpha_t - \alpha_\infty) = -kt + \ln(\alpha_0 - \alpha_\infty) \tag{1-4-8}$$

以 $\ln(\alpha_t - \alpha_\infty)$ 对 t 作图则应为一直线,其斜率为 $-k$。

【器材与试剂】

旋光仪、移液管(25 mL,2 支)、三角烧瓶(2 个)、停表。

20 % 蔗糖溶液、4 mol·L^{-1} HCl 溶液。

【实验安排】

1. 蔗糖溶液配制

用移液管取 25.00 mL 新配制的 20 % 蔗糖溶液于三角烧瓶中,再用另一移液管取 25.00 mL 4 mol·L^{-1} HCl 溶液加入三角烧瓶中,待加到 1/2 时打开停表(作为反应的开始时间),待加完后,迅速摇匀,用此溶液冲洗盛液管,然后把糖管装满。盖上玻片(防止气泡),旋紧后将糖管外及两端玻片的溶液擦净。然后置于旋光仪中,迅速找出旋光角,记录数据,同时记下时间,以后每隔 5 min 记录数据(旋光度),放置 24 h 后再测 α_∞。为了缩短时间,可以将合并后的混合液,置于 50~60 ℃水浴内加热 30 min,然后冷却至实验温度下,测其旋光度即为 α_∞ 值。但必须注意水浴温度不可过高,否则将产生副反应,颜色变黄,同时在加热时还要注意避免溶液蒸发影响浓度,以造成 α_∞ 的偏差。数字自动旋光仪装置图以及数据栏见图 1-4-1。

2. 数字自动旋光仪的使用

(1) 仪器应放在干燥通风处,防止潮气侵蚀,尽可能在(23 ±5)℃,相对湿度不大于 85 %,无强烈电磁干扰的工作环境中使用仪器,搬动仪器应小心轻放,避免振动。

(2) 将仪器电源插头插入 220 V 交流电源(要求使用交流电子稳压器),并将接地脚可靠接地。

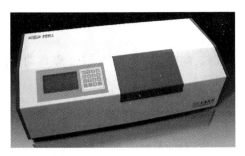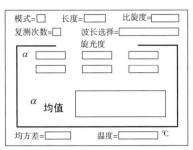

图 1 - 4 - 1 数字自动旋光仪及其数据栏

（3）打开仪器右侧的电源开关。

（4）液晶显示器显示"请等待"，约 6 s 后，液晶显示器显示模式、长度、浓度、复测次数、波长等选项。默认值：模式 = 1；长度 = 2.0；浓度 = 1.000；复测次数 = 1；波长 = 1（589.3nm）。

（5）通过如下方式改变显示模式。

1）显示模式的分类：模式 1 - 旋光度；模式 2 - 比旋度；模式 3 - 浓度；模式 4 - 糖度。

2）如果显示模式不需改变，则按"校零"键，显示"0.000"。

3）若需改变模式，修改相应的模式数字对于模式、长度、浓度、复测次数每一项，输入完毕后，需按"回车"键，当复测次数输入完毕后，按"回车"键后显示"0.000"表示可以测试。在浓度项输入过程中，发现输入错误时，可按"→"，光标会向前移动，可修改错误。

4）在测试过程中需改变模式，可按"→"。

（6）根据测量内容选择不同的模式。

1）测旋光度时，模式选 1（按数码键"1"后，再按"回车"键）：测量内容显示旋光度，数据栏显示 α 及 $\alpha_{均值}$，需要输入测量的次数，脚标均值表示平均值。

2）测比旋度时，模式选 2：测量内容显示比旋度，数据栏显示 $[\alpha]$ 及 $[\alpha]_{均值}$，需要输入试管长度（dm），溶液浓度及测量次数，脚标均值表示平均值。

3）测浓度时，模式选 3：测量内容显示浓度，数据栏显示 c 及 $c_{均值}$，需要输入试管长度，比旋度及测量的次数，若比旋度为负，也请输入正值，浓度会自动显示负值，此时负号表示为左旋样品。

4）测糖度时，模式选 4：测量内容显示国际糖度，数据样显示 Z 及 $[Z]_{均值}$，需要输入测量的次数。

各数据栏下面的均方差为测量次数为 6 次时的标准偏差，它反映了样品制备及仪器测试结果的离散性，离散性越小，测试结果的可信度越高。

（7）将装有蒸馏水或其他空白溶剂的试管放入样品室，盖上箱盖，按清零键，显示"0"读数。试管中若有气泡，应先让气泡浮在凸颈处；通光面两端的雾状水滴，应用软布擦干。试管螺帽不宜旋得过紧，以免产生应力，影响读数。试管安放时应注意标记位置和方向。

（8）取出试管，将待测样品注入试管，按相同的位置和方向放入样品室内，盖好箱盖。仪器将显示出该样品的旋光度（或相应示值）。

（9）仪器自动复测 n 次，得 n 个读数并显示平均值及均方差值（均方差对 $n = 6$ 有效）。如果复测次数设定为 1,可用复测键手动复测,在复测次数 > 1 时,按"复测"键,仪器将不响应。

（10） 如样品超过测量范围,仪器来回振荡。此时,取出试管,仪器即自动转回零位。此时可稀释样品后重测。

（11） 仪器使用完毕后,应依次关闭光源,电源开关。

（12） 每次测量前,请按"清零"键。

注:①比旋度计算公式为 $[\alpha] = 100\alpha/Lc$ 式中 α 为测得的旋光度（度）,c 为每 100 mL 溶液中含有被测物质的质量（g）,L 为旋光管长度（dm）。测比旋度可按模式 2 操作。②由测得的比旋度,可计算样品的纯度:纯度 = 实测比旋度/理论比旋度。③测量国际糖分度的规定:根据国际糖度标准,规定用 26 g 纯糖制成 100 mL 溶液,用 2 dm 试管,在 20 ℃ 下用钠光测定,其旋光度为 + 34.626,其糖度为 100 Z。本仪器按模式 4 可直读国际糖度。

【注意事项】

1. 测定前应将仪器及样品置（20 ± 0.5）℃ 的恒温室中,也可用恒温水浴保持样品室或样品测试管恒温 1 h 以上,特别是一些对温度影响大的旋光性物质,尤为重要。

2. 未开电源以前,应检查样品室内有无异物,钠光灯源开关是否在规定位置,示数开关是否在关的位置,仪器放置位置是否合适,钠光灯启辉后,仪器不要再搬动。

3. 开启旋光仪后需等一段时间再进行测量。因为旋光仪所用的钠光灯的正常启辉时间至少 20 min,之后发光才能稳定,从而使测定比较准确。

4. 试管螺帽不宜旋的过紧,以免产生压力,同时装液时避免产生气泡,影响读数。试管安放时应注意标记的位置和方向。

5. 测定空白零点或测定供试液停点时,均应读取读数 3 次,取平均值。

6. 测定结束时,应将测定管洗净晾干放回原处。

【数据处理】

1. 记录

实验温度 = ＿＿＿℃,旋光管长度 L = ＿＿＿dm,反应液中蔗糖浓度 = ＿＿＿% ,
反应液中 HCl 浓度 = ＿＿＿, α_0 = ＿＿＿, α_∞ = ＿＿＿

反应时间/min	α_t	$\alpha_t - \alpha_\infty$	$\ln(\alpha_t - \alpha_\infty)$
5			
10			
15			
20			
25			
30			
35			
40			

2. 数据处理

以 $\ln(\alpha_t - \alpha_\infty)$ 对 t 作图,由所得直线斜率求出反应速率常数 k,并计算半衰期 $t_{1/2}$。

【分析思考】

1. 一级反应的特点是什么?本反应中反应物浓度为什么可以用旋光度代替?

2. 影响反应速率的因素与影响反应速率常数的因素有何不同?

3. 反应速率常数 k 与温度及 H^+ 有何关系?

实验五

表面(界面)张力的测定

【实验目的】

1. 了解影响表面张力测定的因素。
2. 掌握最大气泡法测定液体表面张力的原理。
3. 测定不同浓度正丁醇溶液的表面张力,计算吸附量。

【实验原理】

处于液体内部的分子受周围分子作用力的合力为零,而液体表面层分子受到液体内部分子的吸引力与受到外部介质分子的吸引力不相同,即表面层分子受力不平衡,表面层分子比液体内部分子具有较高的能量,要把液体内部分子移动到表面层需要对系统做功。在等温、等压、组成恒定条件下,可逆增大液体的表面积 dA,系统得到的功(表面功)全部转化为系统的吉布斯能,即

$$dG = \delta W = \sigma dA \qquad (1-5-1)$$

式中系数 σ 表示在等温、等压、组成恒定条件下可逆增大单位表面积时吉布斯能的增量,称为比表面吉布斯能,也称为表面张力(surface tension),它是沿表面切线方向,垂直作用于表面单位长度线段上的收缩力。表面张力的单位是 $J \cdot m^{-2}$ 或 $N \cdot m^{-1}$。

纯物质的表面张力是温度和压力的函数,等温、等压下有确定的数值。纯液体通过表面收缩来降低自身能量。溶液的表面张力除了与温度、压力有关外,还与溶剂和溶质的性质、溶液的浓度有关。等温、等压条件下,溶液不仅通过缩小表面积来降低系统的吉布斯能,还会通过改变表面层浓度来降低表面张力。能够显著降低溶液表面张力的物质称为表面活性物质,它在表面层的浓度比溶液内部浓度大;使溶液表面张力增大的物质称为表面惰性物质,它在表面层的浓度比溶液内部浓度小。这种溶液表面层浓度与溶液本体浓度不同的现象称为溶液的表面吸附。

一定温度下,稀溶液的表面吸附量可由吉布斯吸附等温式来描述:

$$\Gamma = -\frac{c}{RT}\left(\frac{\partial \sigma}{\partial c}\right)_T \qquad (1-5-2)$$

式中 Γ 为表面吸附量,单位是 $mol \cdot m^{-2}$,它表示在单位面积的表面层中所含溶质的物质的量与具有相同数量的溶剂的本体溶液中所含溶质的物质的量之差。R 为气体常数($8.314\ J \cdot mol^{-1} \cdot K^{-1}$)。$T$ 为热力学温度,单位是 K。c 为吸附平衡时溶质在介质中的浓度($mol \cdot m^{-2}$)。当 $\left(\frac{\partial \sigma}{\partial c}\right)_T < 0$ 时,$\Gamma > 0$,溶液发生正吸附;当 $\left(\frac{\partial \sigma}{\partial c}\right)_T > 0$ 时,$\Gamma < 0$,溶液发生负正吸附。若通过实验测得不同溶质浓度溶液的表面张力,以表面张力对温度作图,可得 $\sigma \sim c$ 的曲线,如图1-5-1,

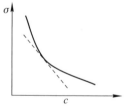

图 1-5-1　正丁醇水溶液表面张力与浓度的关系

此曲线上取不同浓度点切线的斜率即为$\left(\dfrac{\partial \sigma}{\partial c}\right)_T$,从而可求出不同浓度时的表面吸附量$\varGamma$。

测定液体表面张力的方法有许多种,如毛细管上升法、滴重法、环形法、最大气泡法等。本实验采用最大气泡法测定溶液表面张力。实验装置如图1-5-2所示。

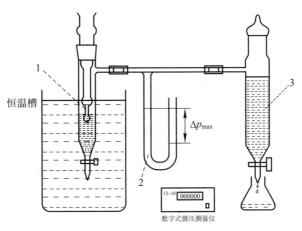

恒温槽

数字式微压测量仪

图1-5-2 表面张力测定装置
1. 毛细管; 2. 压力计; 3. 抽气瓶

装置中下端口磨平的毛细管垂直与样品液面,并与液面恰好相切,能够润湿毛细管的液体样品沿毛细管上升。打开抽气瓶的旋钮,其中液体在重力作用下滴落,导致装置内部气体膨胀,压力降低,则毛细管内液面上的压力(室内大气压)大于样品管中液面上的压力(装置内部压力),压差为Δp(由AF-02型数字式微压测量仪测定)。在这个压力的作用下,毛细管内液面下降直至产生小气泡从毛细管口溢出。根据Yong-Laplace方程,小气泡承受的附加压力与液体样品表面张力成正比,与气泡的曲率半径成反比:

$$\Delta p = \frac{2\sigma}{R} \qquad\qquad (1-5-3)$$

式中R为小气泡的曲率半径。由于毛细管半径很小,所形成的气泡基本上是球形的。气泡形成过程如图1-5-3所示。

当开始有气泡形成时,液面几乎是平的,这时曲率半径很大;随着气泡的长大,曲率半径逐渐减小,直至形成半球形液面,这时曲率半径R等于毛细管半径r,曲率半径达最小值,这时附加压力最大,记为$\Delta p_{\max}$。随气泡进一步长大,曲率半径增大,附加压力Δp变小,从而使气流冲入气泡内,将其吹离毛细管口。根据Yong-Laplace方程应有:

$$\sigma = \frac{r}{2} \cdot \Delta p_{\max} = K \cdot \Delta p_{\max} \qquad (1-5-4)$$

式中r是毛细管半径,即气泡最小的曲率半径(半球形时)。对于同一套实验装置K为常数,可用已知表面张力的标准物质测定(蒸馏水,25 ℃,$\sigma = 71.97$ mN·m^{-1})

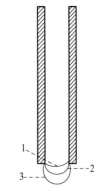

图1-5-3 毛细管下端气泡形成示意图
1. 初期; 2. 半球形;
3. 溢出前

【器材与试剂】

AF-02型数字式微压测量仪、数控恒温槽、移液管(5 mL、10 mL各1支)、碱式滴定管、容量瓶(50 mL,9个)、样品管、毛细管、抽气瓶、锥形瓶、玻璃漏斗。

0.5 mol·L^{-1}正丁醇(分析纯)。

【实验安排】

1. 调节恒温槽的温度在25 ℃,打开AF-02型数字式微压式测量仪的电源,预热20 min。

2. 0.5 mol·L^{-1}正丁醇实验室已配好。

3. 利用上述溶液,用容量瓶配制成下列浓度的溶液0.025 mol·L^{-1}、0.050 mol·L^{-1}、0.075 mol·L^{-1}、0.10 mol·L^{-1}、0.15 mol·L^{-1}、0.20 mol·L^{-1}、0.25 mol·L^{-1}各50 mL(表1-5-1)。用250 mL烧杯取约150 mL左右0.5 mol·L^{-1}正丁醇,通过移液管和碱式滴定管量取所需的正丁醇至容量瓶,稀释至50 mL。

表1-5-1　实验所需正丁醇溶液浓度以及配制相应浓度溶液所需的正丁醇体积对照表

序号	浓度/(mol·L^{-1})	所需正丁醇体积/mL
1	0.025	2.5
2	0.050	5.0
3	0.075	7.5
4	0.10	10
5	0.15	15
6	0.20	20
7	0.25	25

4. 用洗液洗净大试管与毛细管,再用自来水和蒸馏水洗净,在大试管中注入适量蒸馏水,使毛细管端刚和液面垂直相切。

5. 将大试管安装在恒温水溶液内,用小漏斗给抽气瓶装满自来水。

6. 连接好装置,检查气密性,确定无漏气。

7. 在体系通大气压的条件下按校零按钮,使显示器值为0.000 kPa。

8. 测定水的Δp_{max}。打开抽气瓶的活塞,使瓶内水缓慢滴出,导致大试管逐步减压,待气泡形成速度稳定(5~10 s出一个气泡)后,当AF-02型数字式微压测量仪的读数有变动时,读出气泡脱出过程最大压力差Δp_{max}。连续读3次取平均值,则可算出仪器常数K值。

9. 按照上述方法对测定不同浓度正丁醇溶液的Δp_{max}值,不同溶液测定时必须从低浓度到高浓度依次测定,测定每一样品时只需要用同样浓度的溶液淌洗3次即可。

10. 实验完毕,清洗玻璃仪器,整理实验台。

【注意事项】

1. 在整个实验过程中所用毛细管必须干净,并保持垂直,其管口应平整且刚好与液面相切。

2. 读取压力计的压差时,应取气泡单个逸出过程的最大压力差。

3. 测完一个样品后要先将系统排空,再换用下一个溶液进行测定。

【数据处理】

1. 数据记录

实验温度:____℃

水的 Δp_{max}:第 1 次____;第 2 次____;第 3 次____;平均值____; $K=$ ____。

正丁醇浓度/(mol·L⁻¹)	0.025	0.050	0.075	0.10	0.15	0.20	0.25
Δp_{max}第 1 次							
Δp_{max}第 2 次							
Δp_{max}第 3 次							
Δp_{max}平均值							
表面张力 $\sigma/(N·m^{-1})$							

2. 数据处理

(1)求出各浓度正丁醇水溶液的 σ,并列成表。

(2)做出 $\sigma \sim c$ 图,连接为平滑曲线或求出 $\sigma = f(c)$,然后用式(1-5-2)计算不同浓度的 Γ 值,作出 $\Gamma \sim c$ 图。

【分析思考】

1. 毛细管尖端为何必须调节得恰与液面相切?否则对实验有何影响?

2. 最大气泡法测定表面张力时为什么要读最大压力差?如果气泡逸出得很快,或几个气泡一齐出,对实验结果有无影响?

3. 本实验选用的毛细管的半径大小对实验测定有何影响?若毛细管不清洁会不会影响测定结果?

4. 如何检查实验装置的气密性?

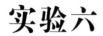

实验六

黏度法测定高聚物的摩尔质量

【实验目的】

1. 了解黏度法测定高聚物的平均相对分子质量的原理。
2. 掌握乌氏黏度计的特点及其测量原理。

【实验原理】

高聚物的摩尔质量是影响高聚物性能的主要因素之一,如橡胶的硫化程度,聚苯乙烯和醋酸纤维等薄膜的抗张强度,纺丝黏液的流动性等,都与其相对分子质量有密切关联。在高聚物中,分子的聚合度不一定相同,因而高聚物的摩尔质量大多是不均一的,通常用统计平均值来表示高聚物的摩尔质量。由于实验测定的原理和计算方法的不同,高聚物的平均摩尔质量有多种表示方法,常见的有数均摩尔质量、质均摩尔质量和黏均摩尔质量等。测定高聚物摩尔质量的实验方法有很多,如端基分析法、渗透压法、光散射法、黏度法等。其中黏度法因实验设备简单,测量方法简便,测量精度较高而被广泛使用。

黏度是指液体对流动表现出的阻力,液体流动时可以看做是许多相互平行的液层在移动,各液层之间因流动速度不同而产生相互作用,这种液体内部的相互作用就是液体的内摩擦力,而黏度的大小正是这种内摩擦力的一种度量。

具有较高的黏度是高聚物溶液的一个重要特征。高聚物溶液的黏度一般用以下几个黏度量来描述。

相对黏度 η_r,若纯溶剂的黏度为 η_0,则相对黏度可表示为:

$$\eta_r = \frac{\eta}{\eta_0} \tag{1-6-1}$$

增比黏度 η_{sp},相对于溶剂而言,溶液黏度增大的分数称为增比黏度:

$$\eta_{sp} = \frac{\eta - \eta_0}{\eta_0} = \eta_r - 1 \tag{1-6-2}$$

比浓黏度 $\frac{\eta_{sp}}{c}$,单位浓度变化时引起增比黏度的变化称为比浓黏度:

$$\frac{\eta_{sp}}{c} = \frac{\eta_r - 1}{c} \tag{1-6-3}$$

特性黏度 $[\eta]$,又称极限黏度,它是比浓黏度在无限稀释时的外推值:

$$[\eta] = \lim_{c \to 0} \frac{\eta_{sp}}{c} = \lim_{c \to 0} \frac{\ln \eta_r}{c} \tag{1-6-4}$$

特性黏度与浓度无关,它表示单个高聚物对溶液黏度的贡献,溶液无限稀释时,高聚物分子之间的相互作用可以忽略不计,特性黏度反映了溶剂分子与高聚物分子之间的相互作用,其值取决于溶剂的性质及高聚物分子的大小和形状,有时也称为结构黏度。

高聚物特性黏度与摩尔质量的关系,通常可以用 Mark – Houwink 经验方程来描述,即:

$$[\eta] = KM^\alpha \qquad\qquad (1-6-5)$$

式中$[\eta]$为特性黏度,M 为高聚物的黏均摩尔质量。K、α 是与溶液中聚合物分子形态及溶剂性质有关的常数。对于聚乙二醇(PEG)水溶液,在 25 ℃时 $K = 1.56 \times 10^{-4} \mathrm{cm}^3 \cdot \mathrm{g}^{-1}$,$\alpha = 0.5$。

由此,若能通过实验测定得到特性黏度,即可根据式(1 – 6 – 5)计算高聚物的黏均摩尔质量。哈金斯(Huggins)和克莱默(Kraemer)根据大量实验事实分别与 1941 年和 1938 年总结出了线型高聚物的稀溶液中各种黏度之间的关系,如下:

$$\frac{\eta_{sp}}{c} = [\eta] + k[\eta]^2 c \qquad\qquad (1-6-6)$$

$$\frac{\ln\eta_r}{c} = [\eta] - \beta[\eta]^2 c \qquad\qquad (1-6-7)$$

式中 k 和 β 分别称为 Huggins 和 Kramer 常数。根据式(1 – 6 – 6)和(1 – 6 – 7),以$\dfrac{\eta_{sp}}{c}$或$\dfrac{\ln\eta_r}{c}$对浓度 c 作图可得直线,如图 1 – 6 – 1 所示,对同一高聚物,两条直线外推至 $c = 0$ 时应交于同一点,所得截距即为特性黏度$[\eta]$。

测定黏度的方法有毛细管法、转子法、落球法等。本实验采用毛细管法测定浓度,毛细管黏度计有乌氏和奥氏两种,测定不同浓度溶液的黏度时,用乌氏黏度计较为方便。乌氏黏度计的结构如图 1 – 6 – 2。这种黏度计的特点是毛细管两端的压力差与液体量无关,节省了许多操作。因为在按紧支管口 C,由支管 B 将液体由毛细管吸至上标 a 以上再放开 C 与支管 B 时,玻璃球 D 部分的液体立即流下充以空气,故此时压力差只由上标 a 至毛细管末端的液体重量来决定,而与所装入的液体总量无关。实际测定时,记录液面由上标 a 至下标 b 所需的时间,即为所测定的 t_0 或 t。

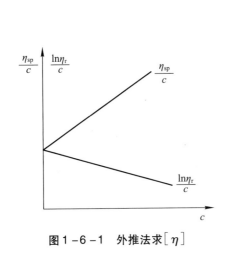

图 1 – 6 – 1　外推法求$[\eta]$

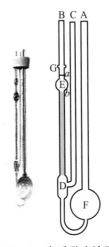

图 1 – 6 – 2　乌氏黏度计示意图

毛细管法的原理是柏稷叶黏度(Poiseuille)定律,当液体在自身重力作用下流经黏度计中的毛细管时有:

$$\eta = \frac{\pi r^4 \rho g t}{8(L+\lambda)V}\left(h - \frac{mv^2}{g}\right) \qquad (1-6-8)$$

式中 r 为毛细管半径；λ、m 为校正因子；L 为毛细管长度；h 为流过毛细管液面的平均高度；V 为毛细管体积；v 为液体在毛细管中平均流速；ρ 为溶液的密度；t 为液体流经毛细管的时；g 为重力加速度.

当毛细管较细时,液体流动较慢($t > 100$ s),式(1-6-8)可简化为:

$$\eta = \frac{\pi \rho g h r^4}{8LV}t \qquad (1-6-9)$$

当用同一根毛细管在相同条件下测两种液体时,g、h、r、L、V 均相同,则有:

$$\frac{\eta_1}{\eta_2} = \frac{\rho_1 t_1}{\rho_2 t_2} \qquad (1-6-10)$$

通常高分子溶液都是稀溶液($c < 10^{-2}$ g·mL^{-1}),可将溶液与溶剂的密度看作近似相等,则:

$$\frac{\eta_1}{\eta_2} = \frac{t_1}{t_2} \qquad (1-6-11)$$

若 η_2 和 t_2 分别为溶剂水的黏度和流出时间,则有:

$$\frac{\eta}{\eta_0} = \frac{t}{t_0} = \eta_r \qquad (1-6-12)$$

式中 t 为溶液流出时间,t_0 为纯溶剂流出时间。所以只需分别测定溶液和溶剂在毛细管中的流出时间就可得到相对黏度,进而通过作图外推可得到特性黏度。

【器材与试剂】

乌氏黏度计、HK-2A超级恒温水浴(要求温度波动不大于±0.1 ℃)、移液管(10 mL)、吸量管、秒表、橡皮塞、夹子、洗耳球、铁架台。

0.01 g·mL^{-1}聚乙二醇溶液、蒸馏水。

【实验安排】

1. 调节温度

调节恒温水浴温度至25.0 ℃。

2. 测量溶剂流出时间

在黏度计的 C 管和 B 管上端套上干燥清洁的橡皮管,在铁架台上调好黏度计的高度和垂直度,然后用移液管将 10 mL 蒸馏水自 A 管注入黏度计,放在恒温水浴中恒温 3 min。用夹子夹紧 C 管和 B 管上的橡皮管,在 B 管的橡皮塞用洗耳球抽气,待水上升至 G 球中部即停止抽气,取下洗耳球。然后松开 B、C 两管上的夹子,此时液面顺毛细管自然下降,用秒表记下液体流经 a、b 之间所需的时间。重复测定 3 次,每次相差不超过 0.2 s,取平均值,即为 t_0 值。

3. 洗黏度计

取出黏度计,倒出其中的水,用少量无水乙醇润洗。

4. 测溶液流出时间

在用无水乙醇润洗过的黏度计中,用适量配置好的聚乙二醇溶液润洗。按上法安装黏度计,用移液管移取 10.0 mL 已恒温好的溶液与黏度计 F 球中,恒温 3 min,按以上步骤测

定溶液的流出时间 t。

用吸量管依次加入 2.0 mL、3.0 mL、4.0 mL、5.0 mL 已恒温的蒸馏水,加入黏度计 F 球中并混合均匀,准确测量每种浓度溶液的流出时间,每种浓度溶液的测定都不得少于 3 次,误差不超过 0.2 s。

实验结束后,将溶液倒入回收瓶,用蒸馏水反复冲洗黏度计,置于原处。

【注意事项】

1. 黏度计的各支管要保持清洁干燥,实验结束后黏度计应立即用水浸泡并洗净。

2. 黏度计安装要垂直,实验过程中不要振动黏度计,否则会影响结果的准确性。

3. 本实验中溶液的稀释是直接在黏度计中进行的,所用溶剂(蒸馏水)必须先与溶液所处同一超级恒温水浴中恒温,然后用吸量管准确量取并且混合均匀方可测定。

4. 装被测溶液时不要出气泡,以免影响测定结果。

【数据处理】

1. 根据不同浓度的溶液测定的相应流出时间。

(1) 溶剂在毛细管中流出时间

$t_1 = \underline{\qquad}$ s; $t_2 = \underline{\qquad}$ s; $t_3 = \underline{\qquad}$ s; 平均值 $t_0 = \underline{\qquad}$ s

(2) 溶液在毛细管中时间记录和处理(填入表 1-6-1)

表 1-6-1　溶液在毛细管中的时间和对应黏度值

加入溶剂量/mL	0	2.0	3.0	4.0	5.0
相对浓度	1	5/6	2/3	10/19	5/12
溶液流出时间/s　t_1					
t_2					
t_3					
平均值/s					
η_{sp}					
η_r					
η_{sp}/c					
$(\ln\eta_r)/c$					

2. 以 η_{sp}/c 和 $(\ln\eta_r)/c$ 对 c 作图并作线性外推求得截距 $[\eta]$。

3. 根据式(1-6-5)由特性黏度 $[\eta]$ 计算聚乙二醇的黏均摩尔质量。

【分析思考】

1. 影响黏度测定的因素有哪些? 主要因素是什么?

2. 为什么黏度计必须垂直? 总体积为什么对黏度测定没有影响?

实验七

三组分体系等温相图的绘制

【实验目的】

1. 做具有一对共轭溶液的苯－醋酸－水三组分体系等温相图,掌握三角形坐标的使用方法。

2. 分析相同图上点、线、面的意义,理解萃取的基本原理。

【实验原理】

三组分体系等温相图(简称三元相图)的绘制广泛应用在工业上的连续多次萃取过程、化学实验中二固体－液体的水盐体系中盐的结晶纯化,以及物理药剂学中微乳剂的制备等。

根据相律 $f = K - \Phi + 2$,在恒温恒压时,若为三组分体系,则体系的自由度 $f = 3 - \Phi$,Φ 为相数,$\Phi = 1,2$ 或 3。若体系是均相,则 $\Phi = 1$,有 $f = 2$,即有两个独立变量。若用 A、B、C 分别表示三种纯组分,则由 A、B、C 组成均相体系在恒温恒压时,其中任何 2 个组分的浓度可自由变化,第 3 个组分的浓度必须满足 $x_C = 1 - x_A - x_B$,x_A、x_B、x_C 分别为 A、B、C 的摩尔分数。为了能在平面上直观的表示 A、B、C 三种组分的这种浓度依赖关系,通常采用单位边长的等边三角形 $\triangle ABC$(图 1－7－1)。等边三角形顶点分别表示纯物质 A、B、C,AB、BC、CA 三条边分别表示 A 和 B、B 和 C、C 和 A 所组成的二组分体系的组成,三角形内任何一点都表示三组分体系的组成。

图 1－7－1 中的 P 点,其组成表示如下:

经 P 点作平行于三角形三边的直线,并交三边于 a、b、c 三点。若将三边均分成 100 等分,则 P 点的 A、B、C 组成分别为:$A\% = Pa = Cb$,$B\% = Pb = Ac$,$C\% = Pc = Ba$。

本实验的苯－醋酸－水三组分体系中,醋酸与苯、醋酸与水是能以任意比例相混合的,而苯与水几乎不溶,这种体系的相图绘制方法有三种:

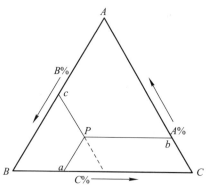

图 1－7－1　三角形坐标表示法

(1)将苯、醋酸和水以任意比例(相图上即物系点,如 O 点)混合后使体系成两相,在一定温度下达平衡后,分析互成平衡的两共轭相中各自的组成(即相点,如 M、N 点)。在相图上标记出这些相点并连成曲线,即为溶解度曲线。物系点与相应的两共轭相点应在同一直线上,即连结线上图 1－7－2A。

(2)将醋酸与苯预先按一定比例混合成单相透明体系,在此系统中不断滴加水,直至体系由清变得浑浊,记录加入的水量,计算终点处三组分的各自浓度并在相图上标出图 1－7－2B。预先配制不同的醋酸与苯的组成,可得到一系列不同的终点。将其连成曲线,即为溶解度曲线。

（3）亦可先将苯与水先按一定比例混合后向其中不断滴加醋酸，则体系由两相变化为一相，终点的判断则是由混浊变为清晰透明(图1-7-2C)，但这种变化不如由清变混更明显，因此本实验采用第二种方法。

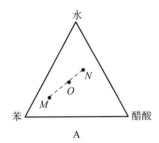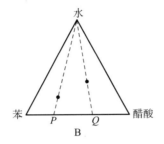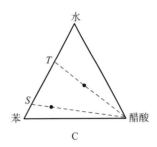

图1-7-2　连结线与相边界点的确定

图1-7-3中，E、K_2、K_1、P、L_1、L_2、F 点构成溶解度曲线，K_1L_1、K_2L_2 等是连结线。溶解度曲线内是两相区，即一层是苯在水中的饱和溶液，另一层是水在苯中的饱和溶液。曲线外是单相区。因此，利用体系在相变化时清浊现象的出现，可以判断体系中各组分间互溶度的大小。一般由清变浑，肉眼较易分辨。所以本实验是向均相的苯-醋酸体系滴加水使之变成二相混合物的方法，确定二相间的相互溶解度。

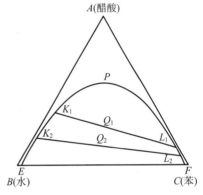

图1-7-3　一对共轭溶液的三组分体系相图

【器材与试剂】

具塞锥形瓶（100 mL，2 个）、锥形瓶（150 mL，4个）、移液管（10 mL，3 支）、酸式滴定管（50 mL）、碱式滴定管（25 mL）、移液管（2 mL、1 mL 各 1 支）、电子天平、称量瓶（4 个）。

无水苯（AR）、0.2 mol·L^{-1}标准 NaOH 溶液、醋酸（AR）、酚酞指示剂等。

【实验安排】

1. 测定互溶度曲线

（1）在洁净的酸式滴定管内装水，用移液管取 10.00 mL 苯及 4.00 mL 醋酸于干燥的100 mL 具塞锥形瓶中，然后慢慢滴加水，同时不停摇动，至溶液由清变浑，即为终点，记下水的体积，再向此瓶中加入 5.00 mL 醋酸，体系又成均相，再用水滴定至终点，然后依次用同样方法加入 8.00 mL、8.00 mL 醋酸，分别用水滴至终点，记录每次各组分的用量。最后再加入 10.00 mL 苯和 20.00 mL 水，加塞摇动，并每间隔 5 min 摇动一次，30 min 后用此溶液测连结线。

（2）另取一只干燥的 100 mL 具塞锥形瓶，用移液管加入 1.00 mL 苯及 2.00 mL 醋酸，用水滴至终点，以后依次加入 1.00 mL、1.00 mL、1.00 mL、1.00 mL、2.00 mL、10.00 mL 醋酸，分别用水滴定至终点，并记录每次各组分的用量。最后再加入 15.00 mL 苯和 20.00 mL水，每隔 5 min 摇一次，30 min 后用于测定另一条连结线。

2. 连结线的测定

上面所得的 2 份溶液,经 30 min 后,待二层液分清,用干燥的移液管(或滴管)分别吸取上层液约 5 mL,下层液约 0.5 mL 于已称重的 4 个称量瓶中,再称其重量,然后用水洗入 150 mL 锥形瓶中,以酚酞为指示剂,用 0.2 mol · L^{-1} 标准 NaOH 溶液滴定各层溶液中醋酸的含量。

【数据处理】

1. 溶解度曲线的绘制

根据苯、醋酸和水的实际体积及由附录查得实验温度时 3 种试剂的密度,算出各组分的重量百分含量,列入下表:

室温/℃	大气压/kPa	密度/(g · cm^{-3})		
		醋酸	苯	水

表中 12 和 13 组数据为图 1-7-3 中 E、F 两点,数据如下:

体系		溶解度(ω_A,%)				
A	B	10 ℃	20 ℃	25 ℃	30 ℃	40 ℃
苯	水	0.163	0.175	0.180	0.190	0.206
水	苯	0.036	0.050	0.060	0.072	0.102

	醋酸		苯		水		总质量/g	质量百分数(%)		
	体积/mL	质量/g	体积/mL	质量/g	体积/mL	质量/g		醋酸	苯	水
1	4.00		10.00							
2	9.00		10.00							
3	17.00		10.00							
4	25.00		10.00							
5	2.00		1.00							
6	3.00		1.00							
7	4.00		1.00							
8	5.00		1.00							
9	6.00		1.00							
10	8.00		1.00							
11	18.00		1.00							
12										
13										
Q_1										
Q_2										

将以上组成数据在三角形坐标纸上作图,即得溶解度曲线。

2. 连结线的绘制

$C_{NaOH} = $ _____

溶液		质量/g	V_{NaOH}/mL	醋酸质量分数(w,%)
I	上层			
	下层			
II	上层			
	下层			

注:①计算二瓶中最后醋酸、苯、水的质量分数,标在三角形坐标纸上,即得相应的物系点 Q_1 和 Q_2;②将标出的各相醋酸含量点画在溶解度曲线上,上层醋酸质量分数画在含苯较多的一边,下层画在含水较多的一边,即可作出 K_1L_1 和 K_2L_2 两条连结线,它们应分别通过物系点 Q_1 和 Q_2

【注意事项】

1. 因所测体系含有水的成分,故玻璃器皿均须干燥。

2. 在滴加水的过程中要一滴一滴地加入,且须不停地摇动锥形瓶,由于分散的"油珠"颗粒能散射光线,所以体系出现浑浊,如在 2~3 min 内仍不消失,即到终点。当体系醋酸含量少时要特别注意慢滴,含量多时开始可快些,接近终点时仍然要逐滴加入。

3. 在实验过程中注意防止或尽可能减少苯和醋酸的挥发,测定连结线时取样要迅速。

4. 用水滴定如超过终点,可加入 1.00 mL 醋酸,使体系由浑变清,再用水继续滴定。

5. 吸取下层液使用移液管,须防止经过上层时有少量上层液已进入管内,可采用轻轻吹泡鼓气的方法将移液管送入下层。

【分析思考】

1. 若本实验中的醋酸或苯含水,对相图的影响分别怎样?

2. 为什么根据体系由清变浑的现象即可测定相界?

3. 如连结线不通过物系点,其原因可能是什么?

4. 使用的锥形瓶是否需要干燥? 为什么?

5. 如果滴定时不小心超过了终点,是否需要重新开始实验? 为什么?

6. 说明本实验所绘制的相图中各区的自由度为多少?

实验八

胶体的制备、净化及电泳

【实验目的】

1. 学会制备和纯化 $Fe(OH)_3$ 溶胶。

2. 掌握电泳法测定 $Fe(OH)_3$ 溶胶电动电势的原理和方法。

【实验原理】

溶胶的制备方法可分为分散法和凝聚法。分散法是用适当方法把较大的物质颗粒变为胶体大小的质点;凝聚法是先制成难溶物的分子(或离子)的过饱和溶液,再使之相互结合成胶体粒子而得到溶胶。$Fe(OH)_3$ 溶胶的制备就是采用的化学法即通过化学反应使生成物呈过饱和状态,然后粒子再结合成溶胶。

制成的胶体体系中常有其他杂质存在,而影响其稳定性,因此必须纯化。常用的纯化方法是半透膜渗析法。

在胶体分散体系中,由于胶体本身的电离或胶粒对某些离子的选择性吸附,使胶粒的表面带有一定的电荷。在外电场作用下,胶粒向异性电极定向泳动,这种胶粒向正极或负极移动的现象称为电泳。荷电的胶粒与分散介质间的电势差称为电动电势,用符号 ζ 表示,电动电势的大小直接影响胶粒在电场中的移动速度。原则上,任何一种胶体的电动现象都可以用来测定电动电势,其中最方便的是用电泳现象中的宏观法来测定,也就是通过观察溶胶与另一种不含胶粒的导电液体的界面在电场中移动速度来测定电动电势。电动电势 ζ 与胶粒的性质、介质成分及胶体的浓度有关。在指定条件下,ζ 的数值可根据亥姆霍兹方程式计算:

$$\zeta = \frac{K\pi\eta u}{DH}(\text{静电单位})$$

或

$$\zeta = \frac{K\pi\eta u}{DH} \times 300(\text{V}) \tag{1-8-1}$$

式中 K 为与胶粒形状有关的常数(对于球形胶粒 $K=6$,棒形胶粒 $K=4$,在实验中均按棒形粒子看待);η 为介质的黏度,单位为 P;D 为介质的介电常数;u 为电泳速度($\text{cm} \cdot \text{s}^{-1}$);$H$ 为电位梯度,即单位长度上的电位差。

$$H = \frac{E}{300 \, L}(\text{静电单位} \cdot \text{cm}^{-1}) \tag{1-8-2}$$

式(1-8-2)中,E 为外电场在两极间的电位差(V);L 为两极间的距离(cm);300 为将单位为 V 的电位改成静电单位的转换系数。把式(1-8-2)代入式(1-8-1)得:

$$\zeta = \frac{4\pi \cdot \eta \cdot L \cdot u \cdot 300^2}{D \cdot E}(\text{V}) \tag{1-8-3}$$

由式(1-8-3)知,对于一定溶胶而言,若固定 E 和 L 测得胶粒的电泳速度($u=d/t$,d 为胶粒移动的距离,t 为通电时间),就可以求算出 ζ 电位。

【器材与试剂】

直流稳压电源、万用电炉、电泳管、电导率仪、直流电压表、秒表、铂电极(2 支)、锥形瓶(250 mL)、烧杯(800 mL、250 mL、100 mL 各 1 个),超级恒温槽,容量瓶(100 mL)。

火棉胶、10 % $FeCl_3$ 溶液、1 % KCNS 溶液、1 % $AgNO_3$ 溶液、稀盐酸溶液。

【实验安排】

1. $Fe(OH)_3$ 溶胶的制备及纯化

(1)半透膜的制备

在一个内壁洁净、干燥的 250 mL 锥形瓶中,加入约 10 mL 火棉胶液,小心转动锥形瓶,使火棉胶液黏附在锥形瓶内壁上形成均匀薄层,倾出多余的火棉胶于回收瓶中。此时锥形瓶仍需倒置,并不断旋转,待剩余的火棉胶流尽,使瓶中的乙醚蒸发至闻不出气味为止(此时用手轻触火棉胶膜,已不粘手)。然后再往瓶中注满水,(若乙醚未蒸发完全,加水过早,则半透膜发白)浸泡 10 min。倒出瓶中的水,小心用手分开膜与瓶壁之间隙。慢慢注水于夹层中,使膜脱离瓶壁,轻轻取出,在膜袋中注入水,观察有否漏洞,如有小漏洞,可将此洞周围擦干,用玻璃棒蘸火棉胶补之。制好的半透膜不用时,要浸放在蒸馏水中。

(2)用水解法制备 $Fe(OH)_3$ 溶胶

在 250 mL 烧杯中,加入 100 mL 蒸馏水,加热至沸,慢慢滴入 5 mL(10 %)$FeCl_3$ 溶液,并不断搅拌,加热继续保持沸腾 5 min,即可得到红棕色的 $Fe(OH)_3$ 溶胶,其结构式可表示为 $\{m[Fe(OH)_3]nFeO^+(n-x)Cl^-\}^{x+}xCl^-$。在胶体体系中存在过量的 H^+、Cl^- 等离子需要除去。

(3)用热渗析法纯化 $Fe(OH)_3$ 溶胶

将制得的 40 mL $Fe(OH)_3$ 溶胶,注入半透膜内用线拴住袋口,置于 800 mL 的清洁烧杯中,杯中加蒸馏水约 300 mL,维持温度在 60 ℃ 左右,进行渗析。每 30 min 换一次蒸馏水,2 h 后取出 1 mL 渗析水,分别用 1 % $AgNO_3$ 及 1 % KCNS 溶液检查是否存在 Cl^- 及 Fe^{3+},如果仍存在,应继续换水渗析,直到检查不出为止,将纯化过的 $Fe(OH)_3$ 溶胶移入一清洁干燥的 100 mL 小烧杯中待用。

2. 配制 HCl 溶液

调节恒温槽温度为(25.0 ± 0.1)℃,用电导率仪测定 $Fe(OH)_3$ 溶胶在 25 ℃ 时的电导率,然后配制与之相同电导率的 HCl 溶液。方法是根据 25 ℃ 时 HCl 电导率 – 浓度关系,用内插法求算与该电导率对应的 HCl 浓度,并在 100 mL 容量瓶中配制该浓度的 HCl 溶液。

3. 装置仪器和连接线路

电泳仪器装置的连接参见图 1 – 8 – 1。用蒸馏水洗净电泳管后,再用少量溶胶洗一次,将渗析好的 $Fe(OH)_3$ 溶胶倒入电泳管中,使液面超过活塞 b、c。关闭这两个活塞,把电泳管倒置,将多余的溶胶倒净,并用蒸馏水洗净活塞 b、c 以上的管壁。打开活塞 a,用自己配制的 HCl 溶液冲洗一次后,再加入该溶液,并超过活塞 a 少许,插入铂电极。

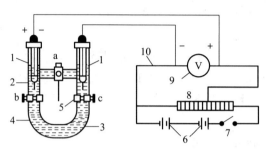

图 1 - 8 - 1 电泳仪器装置

1. 铂电极；2. HCl 溶液；3. Fe(OH)$_3$ 溶胶；4. 电泳管；5. 活塞；6. 直流电源；

7. 电键；8. 滑线电阻；9. 直流电压表；10. 电源线路；

a、b、c 为活塞

4. 测定溶胶电泳速度

同时打开活塞 b 和 c，关闭活塞 a，打开电键，经教师检查后，接通直流稳压电源，调节电压为 100 V。接通电键，迅速调节电压为 100 V，并同时计时和准确记下溶胶在电泳管中液面位置，约 1 h 后断开电源，记下准确的通电时间 t 和溶胶面上升的距离 d，从伏特计上读取电压 E，并且量取两极之间的距离 L。

实验结束后，拆除线路。用自来水洗电泳管多次，最后用蒸馏水洗 1 次。

【注意事项】

1. 利用式(1 - 8 - 3)求算 ζ 时，各物理量的单位都需用 c·g·s 制。如果改用 SI 制，相应的数值也应改换。对于水的介电常数，应考虑温度校正，由以下公式求得：

$$\ln D_t = 4.474\,226 - 4.544\,26 \times 10^{-3}t \qquad (1 - 8 - 4)$$

式中 t 为温度，单位为℃。

2. 在制备半透膜时，一定要使整个锥形瓶的内壁上均匀地附着一层火棉胶液。在取出半透膜时，一定要借助水的浮力将膜托出。

3. 制备 Fe(OH)$_3$ 溶胶时，FeCl$_3$ 一定要逐滴加入，并不断搅拌。

4. 纯化 Fe(OH)$_3$ 溶胶时，换水后要渗析一段时间再检查 Fe^{3+} 及 Cl$^-$ 的存在。

5. 量取两电极的距离时，要沿电泳管的中心线量取。

【数据处理】

1. 将实验数据记录如下：电泳时间(s)；电压(V)；两电极间距离(cm)；溶胶液面移动距离(cm)。

2. 将数据代入式(1 - 8 - 3)中计算 ζ 电势。

【分析思考】

1. 电泳速度的快慢与哪些因素有关？

2. 辅助溶液的作用是什么？对辅助溶液的选择有什么要求？

3. 胶粒带电的原因是什么？如何判断胶粒所带电荷的电性？

实验九

药物溶解度与油水分配系数的测定

【实验目的】

1. 掌握药物溶解度与油水分配系数的基本原理与测定方法。
2. 熟悉影响药物溶解度与油水分配系数的因素。
3. 熟悉测定溶解度与油水分配系数在药物制剂处方设计中的意义。

【实验原理】

药物的溶解度与分配系数是药物制剂处方设计的重要依据之一,是药物制剂处方前研究工作的主要内容,它们直接关系到药物的吸收与生物利用度。

药物溶解度系指在一定温度(气体在一定温度和压力)下,药物溶解在一定量溶剂中达饱和时溶解的最大药量,是反映药物溶解性的重要指标。溶解度常用一定温度下 100 g 溶剂(或 100 g、100 mL 溶液)中溶解溶质的最大克数来表示,也可用质量分数、物质的量浓度($mol \cdot L^{-1}$)或质量摩尔浓度等来表示。《中华人民共和国药典》简称《中国药典》(2010版)对药物溶解度有 7 种提法:极易溶解、易溶、溶解、略溶、微溶、极微溶、几乎不溶或不溶。溶解度可分为特性溶解度(intrinsic solubility)和平衡溶解度(equilibrium solubility)。当药物不含任何杂质,在溶剂中不发生解离或缔合,也不发生相互作用时所形成饱和溶液的浓度为特征溶解度,是药物的重要物理参数之一,因为在了解该参数以后,才可以选择适当剂型,并对处方、制备工艺、药物的晶型、粒子大小等做出适当考虑。若存在解离或缔合时,则称为表观溶解度。一般情况下,测定的药物溶解度多为平衡溶解度或称表观溶解度(apparent solubility),因为在实际测定中要完全排除药物解离和溶剂的影响是不易做到的,尤其是对于酸、碱等弱电解质药物。两种溶解度测定曲线见图 1-9-1。在测定药物溶解度时应考虑到固体药物的晶型、粒子大小、温度、pH、离子等因素的影响。

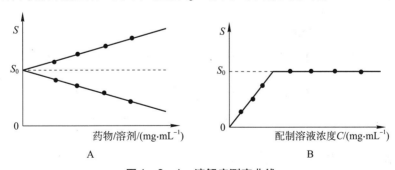

图 1-9-1　溶解度测定曲线

A 特性溶解度测定曲线；　B 平衡溶解度测定曲线

油水分配系数(oil-water partition coefficient,P)是指当药物在水相和油相(非水相)达平衡时,药物在两相中的活度之比。药物在体内的溶解、吸收、分布、转运与药物的水溶性和脂溶性有关,即和油水分配系数有关。体外测定油水分配系数,是为了模拟生物体内在水相和生物相之间的分配情况。许多有机溶剂(如正辛醇、三氯甲烷、正己烷等)曾被用来模拟生物相。正辛醇的溶解度参数 $\delta = 21.07(\mathrm{J \cdot mL^{-1}})^{1/2}$,与生物膜整体的溶解度参数很相近[整个生物膜的 $\delta = 21.07 \pm 0.82(\mathrm{J \cdot mL^{-1}})^{1/2}$],因此正辛醇更近似生物相。目前认为,"正辛醇 - 水"是一种良好的模拟系统,被广泛采用。

药物在油相与水相平衡时,药物在油相的化学势 μ_o 等于药物在水相的化学势 μ_w,即 $\mu_o = \mu_w$,此时药物的油水分配系数可表示为:

$$P = \frac{\alpha_o}{\alpha_w} \tag{1-9-1}$$

当药物在两相中分配平衡,且两相中药物浓度较稀时(活度系数 $\gamma = 1$),可用药物浓度(c)代替活度 α 计算,则式(1-9-1)可表示为:

$$P = \frac{c_o}{c_w} = \frac{c_w^0 - c_w}{c_w} \tag{1-9-2}$$

式(1-9-1)中,α_o 和 α_w 分别为药物在油相、水相平衡时的活度,式(1-9-2)c_w^0 为最初水相中的药物浓度,c_o 和 c_w 分别为药物在油相、水相平衡时的质量浓度。P 值越大,则脂溶性越强。需要注意的是,测定 P 时,药物浓度均是指非离子型药物的浓度。因此,如果该药物在两相中均是以非解离型存在,则分配系数即为该化合物在两相中的固有溶解度之比。但若该药物在水溶液中发生解离,则应先求出在一定 pH 非解离型的浓度,再计算。而直接根据药物在水相中的浓度计算求得的为表观分配系数,或分布系数。

药物的油水分配系数 P 可用于预测其在肠道中的吸收情况。一般认为 $\lg P = 2 \sim 3$ 的药物在肠道中较易被吸收,而当药物的 $\lg P < 0$ 时则极不易被肠道吸收。

【器材与试剂】

碘量瓶(100 mL)、锥形瓶(250 mL)、注射器(5 mL、10 mL)、针头式过滤器($\phi = 33$ mm)、微孔滤膜($\phi = 0.45$ μm)、烧杯(10 mL)、容量瓶(50 mL)、移液管(0.1 mL)及移液管架、分液漏斗、磁力搅拌器及搅拌子、紫外分光光度计。

双氯芬酸钾、正辛醇。

【实验安排】

1. 双氯芬酸钾标准曲线的制备

精密称取经 105 ℃ 干燥至恒重的双氯芬酸钾对照品 10 mg,精密称定,置 50 mL 量瓶中,加水溶解并稀释至刻度,摇匀,作为对照品贮备液。分别移取上述贮备液 0.5 mL、1.0 mL、2.0 mL、3.0 mL、4.0 mL、5.0 mL、6.0 mL,置 50 mL 容量瓶中,加水稀释并定容至刻度,摇匀,得质量浓度为 2 μg·mL^{-1}、4 μg·mL^{-1}、8 μg·mL^{-1}、12 μg·mL^{-1}、16 μg·mL^{-1}、20 μg·mL^{-1}、24 μg·mL^{-1} 的双氯芬酸钾系列标准溶液。根据紫外 - 可见分光光度法,在最大吸收波长 276 nm 处测定吸光度。以双氯芬酸钾的质量浓度(c)为横坐标,吸光度(A)为纵坐标进行线性回归,得双氯芬酸钾的线性方程。

2. 双氯芬酸钾平衡溶解度测定

(1) 饱和溶液的制备

称取双氯芬酸钾约 0.2 g,放入碘量瓶中,加水 50 mL,放在磁力搅拌器上搅拌。

（2）药物溶解平衡时间的确定

当样品被搅拌到30 min、60 min、90 min、120 min、150 min和180 min时，分别用玻璃注射器（除去针头）吸取溶液约5 mL，然后经微孔滤膜过滤，弃去初滤液，以移液管吸取续滤液0.5 mL于50 mL量瓶中，然后加水稀释至刻度，摇匀，于波长276 nm处测定其吸光度（A），药物浓度的平衡时间为开始出现相邻样品测定的吸光度（A）值相差小于±0.004时所对应的时间。

（3）饱和溶液浓度的测定

将达到平衡时间所对应的样品静置，同上法用玻璃注射器（去针头）吸取饱和溶液3份（每份5 mL），分别经微孔滤膜过滤，弃去初滤液，收集续滤液，用移液管吸取续滤液0.5 mL于50 mL量瓶中，然后加水稀释至刻度，摇匀，于波长276 nm处测定其吸光度（A），根据标准曲线计算其饱和溶解度。

3. 双氯芬酸钾在正辛醇/水中分配系数的测定

（1）水饱和的正辛醇与正辛醇饱和的水溶液的制备

将正辛醇150 mL与蒸馏水150 mL在500 mL分液漏斗中混合，静置24 h后，上层即为正辛醇饱和的水溶液，下层即为水饱和的正辛醇溶液。分别取上层和下层于不同容器中，备用。

（2）药物在最初水相中的质量浓度测定

称取双氯芬酸钾约200 mg置于锥形瓶中，加水100 mL，摇匀，静置1 h。用玻璃注射器（除去针头）吸取溶液约20 mL，经微孔滤膜过滤，弃去初滤液，将续滤液滴入小烧杯中，称此溶液为药物原溶液。用移液管吸取原溶液0.5 mL置于50 mL量瓶中，加水稀释至刻度，于波长276 nm处测定其吸光度（A），根据标准曲线计算药物在最初水相中的质量浓度（c_w^0）。

（3）药物在油水相平衡时水相中的质量浓度测定

称取药物原溶液10 mL放入碘瓶中，加入10 mL正辛醇，磁力搅拌1 h，转移至分液漏斗中，静置分层，下层为水相（如呈乳白色，需离心）。用移液管精密吸取下层水相溶液0.5 mL，置于50 mL量瓶中，加水稀释至刻度，于波长276 nm处测定其吸光度（A），根据标准曲线计算药物在油水相平衡时的水相中的质量浓度（c_w）。

【数据处理】

1. 双氯芬酸钾水中溶解度的测定结果

（1）将不同平衡时间双氯芬酸钾溶液的吸光度值记录于表1-9-1中，并确定药物在水中溶解的平衡时间。

表1-9-1 不同平衡时间双氯芬酸钾溶液的吸光度

时间/min	30	60	90	120	150	180
吸光度						

由表中数据确定溶解平衡时间为____ min。

（2）将双氯芬酸钾在室温蒸馏水中的溶解度数据记录于表1-9-2中。

表 1 - 9 - 2　双氯芬酸钾在室温____℃下蒸馏水中的平衡溶解度

编号	1	2	3	平均
吸光度				
浓度/(g·100 mL^{-1})				

2. 双氯芬酸钾在正辛醇/水中分配系数

（1）将双氯芬酸钾在水溶液中的吸光度记录于表 1 - 9 - 3 中,并计算其平均质量浓度。

表 1 - 9 - 3　双氯芬酸钾水溶液中的吸光度及质量浓度

编号	1	2	3	平均
吸光度				
浓度[c_w^0/(μg·100 mL^{-1})]				

（2）将双氯芬酸钾在正辛醇/水溶液中分配平衡后水溶液中的吸光度记录于表 1 - 9 - 4中,并计算其平均质量浓度。

表 1 - 9 - 4　双氯芬酸钾在正辛醇/水中分配平衡后水溶液中的吸光度及质量浓度

编号	1	2	3	平均
吸光度				
浓度[c_w/(μg·100 mL^{-1})]				

（3）根据表 1 - 9 - 3、1 - 9 - 4 中的平均值,按照式(1 - 9 - 2)计算双氯芬酸钾在正辛醇/水中的分配系数。

【分析思考】

1. 药物的特性溶解度与平衡溶解度有何不同? 如何测定药物的平衡溶解度? 如何求弱酸性药物的特性溶解度?

2. 药物的特性分配系数与表观分配系数有何区别? 能否求得特性分配系数?

3. 测定药物油水分配系数时可选择哪些溶剂作为油相? 选择依据是什么?

4. 测定药物的溶解度与分配系数时应当考虑哪些主要影响因素?

实验十

药物的增溶与助溶

【实验目的】

1. 掌握表面活性剂增溶与低分子化合物助溶的基本原理、操作与增溶相图的绘制。
2. 熟悉常见的增溶剂与助溶剂,熟悉影响药物增溶与助溶的因素。
3. 了解增溶剂与助溶剂的选择原则。

【实验原理】

增溶与助溶是药剂学中增加难溶性药物水中溶解度的常用方法。增溶(solubilization)是指某些难溶性药物在表面活性剂的作用下,在溶剂中的溶解度增大并形成澄清溶液的过程。具有增溶能力的表面活性剂称增溶剂,被增溶的物质称增溶质(与溶剂溶质的概念相对应)。胶束的形成是增溶作用的基础,表面活性剂浓度达到临界胶束浓度(CMC)以上,溶质的溶解度才显著提高。因此,表面活性剂浓度越大,形成的胶束越多,难溶性药物溶解的越多,增溶量越大。对于以水为溶剂溶解药物时,增溶剂的最适亲水亲油平衡(hydrophilic – lipophilic blance,HLB)值为 15～18(图 1 – 10 – 1)。常用的增溶剂为聚山梨酯类(Tween,吐温类)和聚氧乙烯脂肪酸酯类(Myrij,卖泽类)。药物的增溶作用受诸多因素影响,如增溶剂的性质、增溶质的性质、增溶温度、增溶质的加入顺序等。

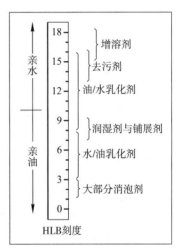

图 1 – 10 – 1　不同 HLB 值的表面活性剂的用途

增溶的作用常以三元体系相图(三元相图)表示其相互溶解组成的关系,如薄荷油与水不互溶,加入一定量聚山梨酯 20,可使薄荷油在水中溶解。其组成关系以平面等边三角形坐标系表示最为方便,由三组分的组成关系所绘出的三元物系相图称增溶相图。通过增溶相图可以清楚了解物系状态(单相或多相)的变化。绘制增溶相图一般有两种方法:一种是分析法,即直接分析共轭溶液各成分的组成,绘出分层曲线;另一种是合成法,即配制相互溶解的二元组分不同组成的二元溶液,然后向其中加入第三种组分使其分层,计算分层时所对应三组分的质量百分数,于三角坐标系绘出相互溶解的曲线图,本实验采用后一种方法。

助溶(hydrotropy)是指难溶药物与加入的第三种物质在溶剂中形成可溶性络合物、复盐或缔合物,以增加药物在溶剂中溶解度的过程。该第三种物质称助溶剂。助溶剂可溶于水,多为低分子化合物,形成的络合物多为大分子。常用的助溶剂主要分为两大类:一类是某些有机酸及其钠盐,如苯甲酸钠、水杨酸钠、对氨基苯甲酸等;另一类是酰胺类化合物,如尿素、烟酰胺、乙酰胺等。因助溶机制较复杂,许多机制至今尚不完全清楚,因此,关于助溶剂的选择尚无明确的规律可循,一般只能根据药物的性质选用与其能形成水溶性络合物、

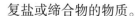

复盐或缔合物的物质。

本实验以布洛芬、碘、茶碱为模型药物,采用增溶、助溶的方法提高药物的溶解度。布洛芬($C_{13}H_{18}O_2$,$M = 206.28$)为微白色结晶性粉末,在乙醇、丙酮、三氯甲烷或乙醚中易溶,在水中几乎不溶。碘(I_2,$M = 253.08$)为紫黑色具光泽的固体,碘易溶于三氯甲烷、四氯化碳、二氧化硫等有机溶剂,并形成美丽的紫色溶液,但微溶于水。茶碱($C_7H_8N_4O_2 \cdot H_2O$,$M = 198.18$)为白色结晶性粉末,在乙醇或三氯甲烷中微溶,在水中极微溶解,在乙醚中几乎不溶,在 KOH 溶液或氨溶液中易溶。

【器材与试剂】

烧杯(100 mL、250 mL)、量瓶(100 mL)、恒温水浴、紫外分光光度计、微孔滤膜过滤器。

布洛芬、茶碱、碘、聚山梨酯 20(Tween 20)、聚山梨酯 40(Tween 40)、聚山梨酯 80(Tween 80)、碘化钾、聚维酮、乙二胺、烟酰胺。

【实验安排】

1. 增溶剂对难溶性药物的增溶作用

(1)聚山梨酯 80 及其加入顺序对布洛芬增溶的影响

分别称取布洛芬 4 份,每份 50 mg。量取蒸馏水 50 mL 于 100 mL 烧杯中,加布洛芬 1 份,反复搅拌 2 min,放置约 20 min,观察并记录布洛芬的溶解情况。量取蒸馏水 50 mL 于 100 mL 烧杯中,加 3 g 的聚山梨酯 80,搅拌均匀后,加布洛芬 1 份,反复搅拌 2 min,放置约 20 min,观察并记录布洛芬的溶解情况。量取蒸馏水 50 mL 于 100 mL 烧杯中,加布洛芬 1 份,混匀,加 3 g 的聚山梨酯 80,反复搅拌 2 min,放置约 20 min,观察并记录布洛芬的溶解情况。取布洛芬 1 份于 100 mL 烧杯中,加入 3 g 的聚山梨酯 80,混匀,加蒸馏水 10 mL,反复搅拌 2 min,再加入 40 mL 蒸馏水,搅拌均匀,放置约 20 min,观察并记录布洛芬的溶解情况。

操作中各项条件应尽可能保持一致,如加药量、搅拌时间等。增溶操作中,样品搅拌后应放置一段时间,以利于药物充分进入胶团。

(2)聚山梨酯的种类及温度对布洛芬增溶的影响

称取聚山梨酯 20 和聚山梨酯 40 各 6 g,分别置于 200 mL 烧杯中,加入 100 mL 蒸馏水,搅拌均匀后,分别称取 50 mL 置于 100 mL 于烧杯中,分别加布洛芬 50 mg,反复搅拌 2 min,放置约 20 min,经 0.45 μm 微孔滤膜过滤,取滤液 0.5 mL,以蒸馏水稀释并定容至 100 mL,于波长 222 nm 下测吸光度,分别计算药物溶解度。空白对照液的配制:分别取上述剩余的不含布洛芬的聚山梨酯 20 溶液和聚山梨酯 40 溶液,用 0.45 μm 微孔滤膜过滤,精密量取续滤液 0.5 mL 置于 100 mL 量瓶中,用蒸馏水稀释至刻度,混匀。称取 9 g 聚山梨酯 80 于 250 mL 烧杯中,加蒸馏水 150 mL,搅拌均匀后,量取 2 份 50 mL,分别置干燥的小烧杯中,分别加布洛芬 50 mg,分别于室温、55 ℃恒温条件下反复搅拌 2 min,放置20 min,用 0.45 μm 微孔滤膜过滤,取续滤液 0.5 mL,置于 100 mL 量瓶中,用蒸馏水稀释至刻度,混匀。同上法分别测定吸光度。计算溶解度与结果相比较。

操作要点同前。

2. 助溶剂对难溶性药物的助溶作用

(1)助溶剂对碘的助溶作用

称取碘适量,研磨成细粉,分别称取碘粉 3 份,每份约 0.2 g。取碘粉 1 份置于小烧杯中,然后加 20 mL 蒸馏水,搅拌,观察现象。称取碘化钾 1 g 置于烧杯中,加 20 mL 蒸馏水,搅拌,然后加入碘粉 1 份,搅拌,观察现象。称取聚维酮 1 g 放入烧杯中,加 20 mL 蒸馏水,升温搅拌,使溶解,加碘粉 1 份,搅拌,观察现象。

操作中注意药品加入顺序。

（2）助溶剂对茶碱的助溶作用

分别称取茶碱 3 份,每份约 0.15 g。取茶碱 1 份置于烧杯中,加 20 mL 蒸馏水,搅拌,观察现象。取茶碱 1 份置于烧杯中,加 19 mL 蒸馏水,搅拌,然后滴加乙二胺约 1 mL,搅拌均匀,观察现象。取茶碱 1 份置于烧杯中,加同量的烟酰胺后,加约 1 mL 蒸馏水,搅拌,再补加蒸馏水至 20 mL,搅拌均匀,观察现象。

操作中注意药品加入顺序。

【数据处理】

1. 说明聚山梨酯 80 及其布洛芬加入顺序对其增溶的影响。

2. 将聚山梨酯的种类对布洛芬的增溶影响填入表 1 – 10 – 1。

表 1 – 10 – 1　聚山梨酯对布洛芬的增溶作用

药物	表面活性剂	体系的外观状态	溶解度/(g·100 mL^{-1})
	无		0.008
布洛芬	聚山梨酯 20		
	聚山梨酯 40		
	聚山梨酯 80		

3. 将不同温度对布洛芬的增溶结果填入表 1 – 10 – 2。

表 1 – 10 – 2　不同温度下聚山梨酯 80 对布洛芬的增溶

药物	表面活性剂	溶解度/(g·100 mL^{-1})	
		室温	55 ℃
布洛芬	聚山梨酯 80		

4. 将不同助溶剂对碘的助溶结果填入表 1 – 10 – 3。

表 1 – 10 – 3　不同助溶剂对碘的助溶

药物	助溶剂	现象
	无	
碘	碘化钾	
	聚维酮	

5. 将不同助溶剂对茶碱的助溶作用结果填入表 1 – 10 – 4。

表 1 - 10 - 4 不同助溶剂对茶碱的助溶

药物	助溶剂	现象
	无	
茶碱	乙二胺	
	烟酰胺	

【分析思考】

1. 由实验结果分析与讨论影响水中难溶性药物增溶的主要因素。

2. 由实验结果分析与讨论碘化钾、聚维酮对碘助溶的可能机制。

3. 由实验结果分析与讨论乙二胺对茶碱助溶的可能机制。

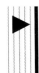

实验十一

注射剂的稳定性

【实验目的】

1. 掌握影响维生素 C 注射液稳定性的主要影响因素和稳定性方法。

2. 熟悉注射剂的处方设计中考察稳定性的一般实验方法。

3. 熟悉用化学动力学方法预测药物的稳定性。

4. 熟悉用经典恒温法预测药物的有效期。

【实验原理】

药物制剂的基本要求是安全、有效、稳定。如果药物分解变质,不仅降低疗效,甚至产生不良反应,故药物制剂的稳定性对保证制剂安全有效是非常重要的。

注射剂系指药物与适宜的溶剂或分散介质制成的可供注入人体内的溶液、乳状液或混悬液,以及供临用前配制或稀释成溶液或混悬液的粉末或浓溶液的无菌制剂。它是临床应用最广泛、最重要的剂型之一,是一种不可代替的临床给药剂型,在危重病人抢救时尤为重要。注射剂的给药途径有皮内注射、皮下注射、肌内注射、静脉注射和动脉注射等。它有药效迅速、作用可靠准确局部定位给药等特点。注射剂的稳定性显得更为重要,因为注射剂直接注入体内,危险性更大。制剂的不稳定性主要表现为放置过程中药物发生降解反应。药物的化学结构不同,其降解反应也不相同。水解和氧化是药物降解的两个主要途径。

1. 维生素 C 的稳定性

维生素 C 属水溶性维生素,分子式 $C_6H_8O_6$,其分子结构中羰基比邻的位置上有两个烯醇基,很容易被氧化。其氧化过程极为复杂,在有氧条件下,先氧化成去氢维生素 C,然后水解为 2,3 – 二酮古罗糖酸,此化合物进一步氧化为草酸与 l – 丁糖酸。在无氧条件下,维生素 C 发生脱水作用和水解作用,生成呋喃甲醛和二氧化碳。由于 H^+ 的催化作用,在酸性介质中脱水作用比碱性介质中快。

影响维生素 C 溶液稳定性的因素,主要有空气中的氧、溶液 pH、金属离子、温度及光线等,水分与湿度对固体维生素 C 影响很大。维生素 C 的不稳定性主要表现在放置过程中颜色变黄和含量下降。《中国药典》(2010 版)规定,对于维生素 C 注射液应检查颜色,用分光光度法在 420 nm 处测定,吸光度不得超过 0.06。维生素 C 的含量测定采用碘量法,主要利用维生素的还原性,可与碘液定量反应,反应式如下:

$$C_6H_8O_6 + I_2 \xrightarrow{H^+} C_6H_6O_6 + 2HI \tag{1-11-1}$$

本实验以颜色变化和含量下降为指标,考察 pH、空气中的氧、抗氧剂对维生素 C 注射液稳定性的影响。

2. 青霉素钾盐的稳定性

青霉素钾盐是最早应用于临床的抗生素,为 β – 内酰胺化合物,结构式如图 1 – 11 – 1。

其结晶很稳定,室温保存数年活性不变。但水溶液很不稳定,其分子中最不稳定的是 β - 内酰胺环,易受亲核或亲电试剂进攻,在酸、碱、青霉素酶和某些金属离子或氧化剂的作用下,都可使 β - 内酰胺环打开或发生分子重排,产生一系列降解产物。在强酸性(pH≈2)条件下,中间产物青霉烯酸水解生成终产物青霉二酸;在中性至弱酸性(pH=4)条件下,青霉烯酸水解生成终产物青霉酸。故为保持其稳定性,在实际生产中通常制成粉针剂。

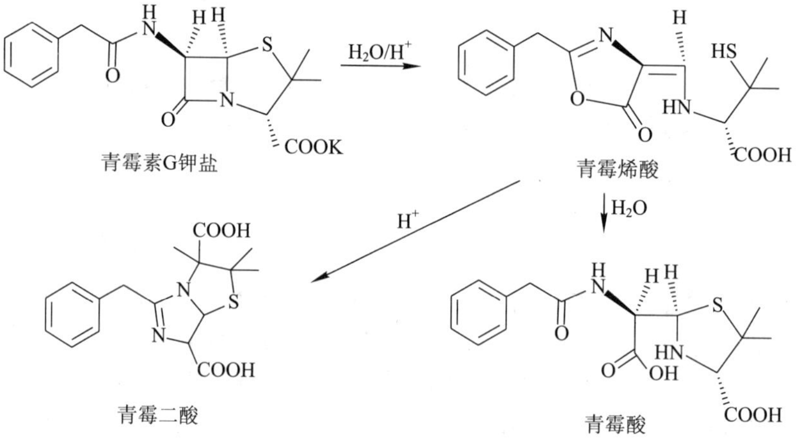

图 1 - 11 - 1 青霉素钾盐及其水解产物

青霉素钾盐的含量可用碘量法测定。青霉素分子不消耗碘,但其降解产物消耗碘。即青霉素钾盐先经过碱水解,生成青霉噻唑酸,后者可被碘氧化,过量的碘则用硫代硫酸钠溶液回滴,反应方程式如图 1 - 11 - 2。

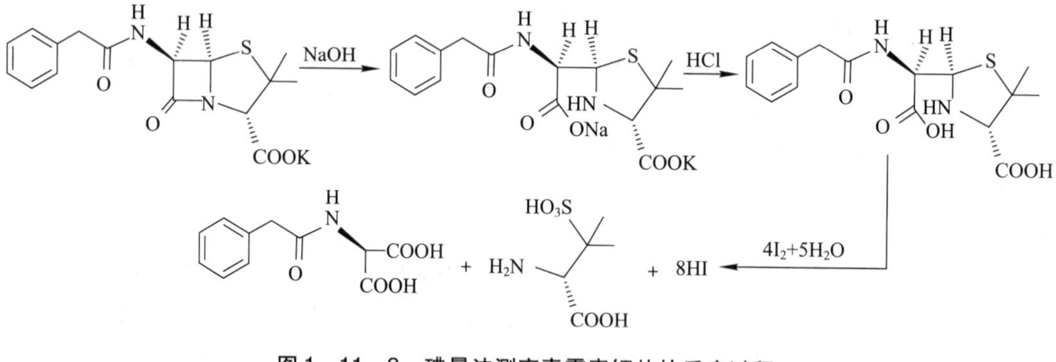

图 1 - 11 - 2 碘量法测定青霉素钾盐的反应过程

青霉素钾盐溶液的放置时间越长,原药的分解越多,青霉素钾盐越少,故碘液消耗量也相应减少。根据碘液消耗量(mL)的对数对时间作图,如得到一条直线,表明青霉素钾盐的降解为一级反应,因为这个反应与 pH 有关,故实际上是一个伪一级反应。

3. 应用化学动力学方法预测稳定性

在研究药物制剂的稳定性以确定其有效期时,室温留样观察法虽然结果可靠,但所需的时间较长(一般 2 ~ 3 年),而加速试验法可以在较短的时间内对有效期作出初步估计。

大多数药物的降解反应符合一级反应或伪一级反应。一级反应的速率方程式如下：

$$-\frac{\mathrm{d}c}{\mathrm{d}t} = kc \tag{1-11-2}$$

对式(1-11-2)积分则得：

$$\lg c = -\frac{k}{2.303}t + \lg c_0 \tag{1-11-3}$$

式(1-11-3)中,c 为时间 t 时的药物浓度,c_0 为药物的初始浓度,k 为反应速率常数。以 $\lg c$ 对 t 作图呈一条直线,由斜率可求出速率常数 k。

反应速率常数 k 与温度 T(热力学常数)的关系符合 Arrhenius 公式：

$$\lg k = \lg A - \frac{E_a}{2.303R} \cdot \frac{1}{T} \tag{1-11-4}$$

式中 A 为频率因子,E_a 为活化能,R 为气体常数。

按照式(1-11-4)将反应速率常数的对数 $\lg k$ 对反应温度的倒数 $1/T$ 作图呈一条直线,其斜率为 $-E_a/2.303$,截距为 $\lg A$,由此可求出反应活化能 E_a 和频率因子 A。将 E_a 和 A 再代回式(1-11-4),求出室温(25 ℃)或其他储存温度下的反应速率常数 k,根据公式求算半衰期 $t_{0.5}$(1-11-5)和有效期 $t_{0.9}$(1-11-6)：

$$t_{0.5} = \frac{0.693}{k} \tag{1-11-5}$$

$$t_{0.9} = \frac{0.1054}{k} \tag{1-11-6}$$

【器材与试剂】

pH 计、紫外可见分光光度计、熔封灯、微孔滤膜过滤器、滴定管、恒温浴锅、容量瓶、移液管、碘量瓶、易折曲颈安瓿(2 mL)。

0.000 1 mol·L⁻¹CuSO₄ 溶液、5% EDTA-2Na 溶液、0.1 mol·L⁻¹碘液、丙酮、稀醋酸、淀粉指示液、1 mol·L⁻¹的 NaOH 溶液、1 mol·L⁻¹的 HCl 溶液、0.01 mol·L⁻¹碘液、0.01 mol·L⁻¹的 Na₂S₂O₃ 溶液、维生素 C、NaHCO₃、NaS₂O₅、青霉素钾盐。

【实验安排】

1. 影响维生素 C 注射液稳定性因素考察

(1) 维生素 C 注射液(5%)的制备

量取注射用水 500 mL 煮沸,放冷至室温,备用。称取 20 g 维生素 C,用放冷至室温的注射用水溶解并稀释至 400 mL,制成 5% 的维生素 C 注射液,备用。取样进行含量测定,同时测定注射液在 420 nm 处的吸光度,作为 0 时的含量及吸光度。

(2) 影响维生素 C 注射液稳定性因素

1) pH 的影响:取(1)中制备的 5% 维生素 C 注射液 400 mL,分成 4 份(容器应干燥),分别为 50 mL、50 mL、250 mL 和 50 mL,用 NaHCO₃ 粉末分别调节 pH 至 4.0、5.0、6.0 和 7.0(允许误差为 ±0.2,先用 pH 试纸调,后用 pH 计精密测定)。微孔滤膜过滤后,用注射器将上述药液分别于 2 mL 安瓿中灌入 2 mL,熔封,每个 pH 溶液灌装 8 支。另取空安瓿 4 支,分别封入标有 4 种 pH 的纸条,再与已灌装的对应 pH 的注射液放在一起,分别用皮套捆扎后同时放入 100 ℃ 水浴中加热 1 h,观察不同时间溶液颜色的变化,并按表 1-11-1 以符号＋＋＋…表示颜色变化进程,并测定加热 1 h 的药物含量,记录消耗碘液的毫升数,同时测定注射液在 420 nm 的吸光度,结果见数据处理部分。

2）空气中氧的影响:取 pH 6 的 5 % 维生素 C 注射液 100 mL,分成 3 份。①于 2 mL 安瓿灌装 2 mL 药液,熔封,共灌装 8 支;②于 2 mL 安瓿灌装 1 mL 药液,熔封,共罐封 12 支;③于 2 mL 安瓿灌装 2 mL 药液,通入 CO_2(约 5 s),立即熔封,共灌装 8 支。分别标记各样品后,同时放入 100 ℃ 水浴中加热 1 h。观察不同时间各样品溶液的颜色变化,测定药物含量和注射液的吸光度,考察不同含氧量对维生素 C 稳定性的影响。结果见数据处理部分。

3）抗氧剂的影响:取 pH 6 的 5 % 维生素 C 注射液 100 mL,分成 2 份,每份 50 mL(分装容器应干燥)。在第 1 份中加入 0.12 g 的 $Na_2S_2O_5$ 使溶解,第 2 份作为对照。将上述 2 份溶液分别灌于 2 mL 安瓿中,每份 8 支,分别标记后,同时放入 100 ℃ 水浴中加热 1 h。观察不同时间各样品溶液的颜色变化,测定药物含量和注射液的吸光度,考察抗氧化剂对维生素 C 稳定性的影响。结果见数据处理部分。

4）金属离子及金属离子络合剂的影响:取 5 g 维生素 C,加入放冷至室温的注射用水 40 mL 溶解,用 $NaHCO_3$ 粉末调节 pH 至 6.0 并稀释至 50 mL,制成 10 % 的维生素 C 注射液,分成 2 份,每份 25 mL。一份中加入 0.000 1 mol · L^{-1} $CuSO_4$ 溶液 12.5 mL 及 EDTA – 2Na 溶液 2.5 mL,加水至 50 mL;另一份中加入 0.000 1 mol · L^{-1} $CuSO_4$ 溶液 12.5 mL,加水至 50 mL。将上述 2 份溶液分别灌装于 2 mL 安瓿中(灌装 2 mL 药液),每份 10 支。分别标记后,同时放入 100 ℃ 水浴中加热 1 h。观察不同时间各样品溶液的颜色变化,测定药物含量和注射液的吸光度,考察金属离子及金属离子络合剂对维生素 C 稳定性的影响。结果见数据处理部分。

（3）维生素 C 含量测定方法

精密吸取 5 % 维生素注射液 2 mL(约相当于 0.1 g 维生素 C),加蒸馏水 15 mL 及丙酮 2 mL,振摇,放置 5 min,加稀醋酸 4 mL、淀粉指示剂 1 mL,用 0.05 mol · L^{-1} 碘液滴定,至溶液呈持续的蓝色,30 s 不退色即得,记下消耗碘液的毫升数(每 1 mL 碘液相当于 8.806 mg 的维生素 C)。

（4）注意事项

1）加速实验过程中要注意安全,防止水浴锅烧干及安瓿爆破伤人。样品较多,注意编号不要错误。

2）加速实验后测定样品含量时,应将 8 支安瓿中注射液混匀(所有容器要干燥)后,取样测定。

3）碘量法测定维生素 C 含量多在酸性溶液中进行,因在酸性介质中维生素 C 受空气中氧化作用减弱,较为稳定。但供试品溶于稀酸后仍需立即滴定。制剂中常有还原性物质的存在对此测定方法有干扰,如注射剂中常含有作为抗氧剂的 $NaHSO_3$,应在滴定之前加入丙酮,使之与 H_2SO_3 反应生成加成物掩蔽起来,以消除对滴定的干扰。

4）配液时,将 $NaHCO_3$ 加入于维生素 C 溶液中时速度更慢,以防止产生大量气泡使溶液溢出,同时要不断搅拌,以防局部碱性过强,造成维生素 C 破坏。

2. 青霉素钾盐有效期的预测

（1）样品溶液的制备

精密称取青霉素钾盐 70 mg，置 100 mL 干燥容量瓶中，用 pH 4 的缓冲液（枸橼酸 – Na$_2$HPO$_4$ 缓冲液）溶解，并稀释至刻度，将此容量瓶置于恒温水浴中，立即用 5 mL 移液管移取该溶液 2 份，每份 5 mL，分别置于两个碘量瓶中（一份为检品，另一份为空白对照），并同时以该时刻为零时刻记录取样时间，以后每隔一定时间（依实验温度确定）取样 1 次，方法同上。测定药物含量变化。

选择 30 ℃、35 ℃、40 ℃和 45 ℃四个实验温度，取样时间应视温度而定，温度高，取样间隔宜短，一般实验温度为 30 ℃，两次取样时间间隔 60 min；实验温度为 35 ℃，间隔时间 30 min；实验温度 40 ℃，间隔时间 20 min；实验温度 45 ℃，间隔时间为 15 min。具体取样时间见数据处理部分。

（2）青霉素钾盐含量的测定

向盛有 5 mL 检品的碘量瓶中加入 1 mol·L^{-1}NaOH 溶液 5 mL，放置 15 min，使充分反应后，加入 1 mol·L^{-1}盐酸溶液 5 mL、pH 4.5 的醋酸缓冲液 10 mL，摇匀，精密加入 0.01 mol·L^{-1}碘液 10 mL，在暗处放置 15 min，立即用 0.01 mol·L^{-1}Na$_2$S$_2$O$_3$ 溶液回滴，以 2 mL 淀粉试液为指示剂，滴至蓝色消失，消耗 Na$_2$S$_2$O$_3$ 溶液的毫升数为 b。

向盛有 5 mL 空白对照液（见上述 1 项下）的另一个碘量瓶中加入 pH 4.5 的醋酸缓冲溶液 10 mL，精密加入 0.01 mol·L^{-1}碘液 10 mL，放置 15 min，用 0.01 mol·L^{-1}Na$_2$S$_2$O$_3$ 溶液回滴，消耗 Na$_2$S$_2$O$_3$ 溶液的毫升数记录为 a，"a – b"即为实际消耗碘液量。

（3）注意事项

1）碘与青霉噻唑酸作用时，溶液的 pH 在 4.5 左右，反应温度在 24～26 ℃为宜。

2）碘量法测定药物含量时的空白对照是消除供试品中能消耗碘的杂质的干扰。由于 1 mol 青霉素能消耗 8 mol 碘，故灵敏度较高，可用于浓度为 10～100 μg·mL^{-1}供试液的测定。

【数据处理】

1. 影响维生素 C 注射液稳定性因素考察

（1）将实验安排中影响维生素 C 注射液稳定性的相关实验结果列于表 1 – 11 – 1 ～ 表 1 – 11 – 4 中。

表 1 – 11 – 1　pH 对维生素 C 注射液稳定性的影响

样品号	pH	煮沸时间/min 及颜色变化					I$_2$ 消耗量/mL		吸光度 (420 nm)
		10	20	30	45	60	0 min	60 min	
1									
2									
3									
4									
5									
结论									

表 1 - 11 - 2　空气中氧对维生素 C 注射液稳定性的影响

样品号	条件	煮沸时间/min 及颜色变化					I₂ 消耗量/mL		吸光度 (420 nm)
		10	20	30	45	60	0 min	60 min	
1									
2									
3									
结论									

表 1 - 11 - 3　$Na_2S_2O_5$ 对维生素 C 注射液稳定性的影响

样品号	抗氧剂	煮沸时间/min 及颜色变化					I₂ 消耗量/mL		吸光度 (420 nm)
		10	20	30	45	60	0 min	60 min	
1									
2									
结论									

表 1 - 11 - 4　金属离子及金属离子络合剂对维生素 C 注射液稳定性的影响

样品号	络合剂 EDTA - 2Na	煮沸时间/min 及颜色变化					I₂ 消耗量/mL		吸光度 (420 nm)
		10	20	30	45	60	0 min	60 min	
1	+								
2	-								
结论									

（2）讨论所得实验结果是否与理论相符,并对结果进行分析。

2. 青霉素钾盐有效期的预测

（1）将上述实验结果列于表 1 - 11 - 5 中。

（2）根据 Arrhenius 方程及上述 4 个温度条件下测定的 k 值,以 lg$k$ 对 $1/T$ 回归可求的 lg$A$ 及 $- E/2.303R$ 的值。将 $T = 298$ 代入(1 - 11 - 5),可求得室温(25 ℃)时的 k 值,计算室温(25 ℃)时 $t_{0.5}$ 及 $t_{0.9}$ 填入表 1 - 11 - 5 中。

表 1 - 11 - 5　实验记录与数据处理结果

实验温度	取样时间/min	a	b	$(a - b)$	lg$(a - b)$	k	$t_{0.5}$	$t_{0.9}$
	0							
	60							
30 ℃	120							
	180							
	240							

续表

实验温度	取样时间/min	a	b	$(a-b)$	$\lg(a-b)$	k	$t_{0.5}$	$t_{0.9}$
35 ℃	0							
	30							
	60							
	90							
	120							
40 ℃	0							
	20							
	40							
	60							
	80							
45 ℃	0							
	10							
	20							
	30							
	40							
25 ℃	根据 Arrhenius 方程预测值							

【分析思考】

1. 维生素 C 注射液的稳定性主要受哪些因素的影响?

2. 为什么青霉素钾盐通常制成注射用无菌粉末?

3. 对于溶液型注射剂,如何确定其最稳定的 pH?

4. 说明铜离子与 EDTA‒2Na 在维生素 C 注射液中的作用。

实验十二

流体流变性质的测定

【实验目的】

1. 掌握流体流变曲线、黏度的测定原理及方法。
2. 掌握牛顿流体的概念、特点。
3. 熟悉非牛顿流体的分类、流变曲线的特点及黏度变化规律。
4. 熟悉流变仪的使用。

【实验原理】

在适当外力的作用下,物质所具有的流动性和变形性称为流变性。量度物质流变性最常用的物理量是黏度。流体在外力作用下,质点间相对运动而产生的阻力称为黏性(viscosity)。对液体来说,其内部存在的阻碍液体流动的摩擦力则为黏性,黏性的量度用黏度(η)表示。

剪切速率($D = \mathrm{d}v/\mathrm{d}r$)随剪切应力($S = F/A$)的变化而变化,描述此规律的曲线称为流变曲线。根据流变曲线的特征(或流变特性),流体可分为牛顿流体和非牛顿流体两大类。

牛顿流体表现为剪切应力与剪切速率成正比,即:

$$F/A = \frac{\eta \cdot \mathrm{d}v}{\mathrm{d}r} \qquad (1-12-1)$$

式中 F/A 为剪切应力,$\mathrm{d}v/\mathrm{d}r$ 为黏度系数或黏度。牛顿流体的特征是黏度为一常数,如水、甘油、糖浆都属于牛顿流体。测定牛顿流体黏度常用的仪器有毛细管黏度计(奥式和乌式黏度计)和落球黏度计。

图 1-12-1 反映了各种类型流体的流变曲线特性,牛顿流体[图 1-12-1(a)]的剪切速率 D 与剪切应力 S 之间呈线性关系,且直线经过原点。直线斜率反应黏度,因此牛顿流体的黏度是一个常数,不随剪切速率的变化而变化。此关系称为牛顿黏性定律(Newton's law of viscosity),如式(1-12-2)和式(1-12-3)所示。

$$S = \eta \cdot \frac{\mathrm{d}v}{\mathrm{d}x} = \eta \cdot D \qquad (1-12-2)$$

$$D = \frac{1}{\eta} \cdot S \qquad (1-12-3)$$

低分子溶液或高分子稀溶液都属于牛顿流体,如水、甘油、糖浆等。非牛顿流体不符合剪切应力和剪切速率成正比的关系,其流变曲线多为曲线,且有的不通过原点。非牛顿流体的黏度不是一个常数,随剪切速率的变化而变化(常用表观黏度 η_a 表示)。按流变曲线的类型不同,可分为塑性流体、和假塑性流体、准塑性流体和胀性流体(图 1-12-1)。高分子溶液、溶胶、乳浊剂、软膏及一些混悬剂等属于非牛顿流体。

触变性是指在一定温度下,非牛顿流体在恒定剪切力(振动、搅拌、摇动)的作用下,黏性减小,流动性增大,当外界剪切力停止或减少时,体系黏度随时间延长而恢复原状的一种

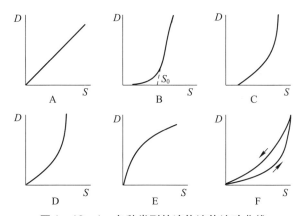

图 1 - 12 - 1　各种类型的液体流体流动曲线
A 牛顿流体；　B 塑性流体；　C 假塑性流体；
D 准塑性流体；　E 胀性流体；　F 触变性流体

性质。影响触变性的因素有 pH、温度、聚合物浓度、聚合物的联合应用、聚合物结构的修饰等。

流变学在药剂中对混悬剂、乳剂、胶体溶液、软膏剂和栓剂等处方设计、质量评价，以及制备工艺的确定具有重要的指导意义。

【器材与试剂】
旋转流变仪(图 1 - 12 - 2)、烧杯、量筒等。
蒸馏水、甘油、羧甲基纤维素钠、淀粉。

【实验安排】
1. 甘油流变曲线的绘测
（1）仪器开机。
（2）仪器校正与测量头的安装。
（3）取甘油适量，在样品板上滴加样品，开始测定。
（4）绘制流变曲线，计算黏度等流变学参数。

2. 不同浓度羧甲基纤维素钠水溶液流变曲线的绘测
（1）分别称取羧甲基纤维素钠 0.5 g、1.0 g、3.0 g 至
100 mL烧杯中，加水溶解稀释至 100 mL，搅匀，制备浓度分别
为0.5 %、1.0 %和3.0 %的羧甲基纤维素钠溶液。

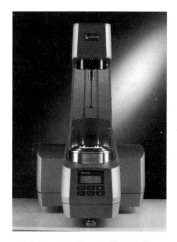

图 1 - 12 - 2　旋转流变仪

（2）样品流变性的测定同前述方法。

3. 淀粉混悬液(40 % ~ 50 %)的流变曲线的绘测
（1）将淀粉混悬液搅拌混匀，同前述方法测定其流变曲线，并进行数据分析。
（2）绘测流变曲线，计算黏度等流变学参数。

【数据处理】
1. 根据甘油的流变曲线，判断甘油是何种流体。写出流变学方程，求出甘油的黏度。
2. 根据羧甲基纤维素钠水溶液的流变曲线，判断溶液是何种流体，写出其流变学方程。
3. 根据淀粉的流变曲线，判断此液体是何种流体，写出流变学方程。

【分析思考】

1. 简述物质的流变性和黏度的概念。

2. 简述流变学在药剂学中的应用。

3. 指出牛顿流体、塑性流体、假塑性流体、胀性流体各自的特点。

4. 何谓触变性？简述影响触变性的因素。

实验十三

粉体的粒径与粒度分布的测定

【实验目的】

1. 掌握粉体粒径的表示方法。
2. 掌握筛分法测定粉体的粒度及粒度分布的方法。
3. 熟悉显微镜法测定粒径及粒度分布的方法。
4. 了解其他粒径的测定方法。

【实验原理】

粉体(powder)是由无数个形状各异、大小不同的固体粒子所组成的集合体。由于粉体粒子的形状千差万别,各个方向上的长度不同,很难像球或立方体用它们的特征长度(直径)或边长表示其大小。因此不规则粒子的大小可用多种方式表示,概括起来有两大类:①显微镜下直接测得的几何尺寸;②以不同物理量置换的相当径。然而用各种方法测得的粒子大小各不相同,而且每个粉体堆中粒子的大小也不同,因此必须注意粉体的粒度分布。粒子的大小与粒度分布是影响粉体的其他性质的最基本的性质,因此要处理粉体时,首先要考虑粒子大小与粒度分布。特别提示的是,除球体以外的任何形状的粒子并没有一个绝对的粒径值,描述它的大小必须要同时说明依据的规则和测量的方法。

(一) 粉体粒子径的表示方法与测定方法

1. 几何学粒子径

以几何学尺寸与物理量命名的粒子径,见图1-13-1。

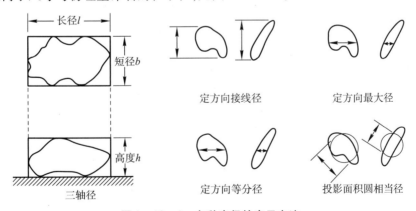

图1-13-1 各种直径的表示方法

（1） 三轴径包括长轴径 l、短轴径 b、高度 h。

（2） 定方向径(投影径)包括定方向接线径(Green diameter,Feret diameter)、定方向等分径(Martin diameter)、定方向最大径(Krummbein diameter)等。

（3）投影面积圆相当径（Heywood diameter）。

（4）等体积（球）相当径（equivalent volume diameter）。

（5）等表面积相当径（equivalent surface diameter）。

2. 沉降速度相当径

沉降速度相当径（settling velocity diameter）以颗粒在液相中具有相同沉降速度的球直径表示，可用 Stokes 方程求得，因此亦称 Stokes 径，也叫有效径（effective diameter）。

3. 筛分径

筛分径（sieving diameter，又称细孔通过相当径）是指当颗粒通过粗筛网（直径 a）并停留在细筛网（直径 b）时，粒径的表示方式是（$-a, +b$），即粒径小于 a，大于 b。也可用粗、细筛孔的算术平均直径 $D_A = (a+b)/2$ 或几何平均直径 $D_A = \sqrt{ab}$ 表示。如将某粉体的粒度表示为（$-900, +800$）μm 时，表明该群粒子小于 $900\ \mu m$，大于 $800\ \mu m$，其算术平均径为 $850\ \mu m$。

各种粒子径的测定方法与粒子径的测定范围见表 1-13-1。

表 1-13-1 各种粒子径与测定方法及其测定范围

测定方法	可测粒子径	测定范围/μm	测定方法	可测粒子径	测定范围/μm
显微镜法	三轴径	0.5 ~	库尔特计数法	等体积相当径	1 ~ 600
沉降法	有效径	0.5 ~ 100	气体透过法	等表面积相当径	1 ~ 100
筛分法	筛分径	45 ~	氮气吸附法	等表面积相当径	0.03 ~ 1

（二）粒度分布的测定

大部分粉体由粒度不等的颗粒组成，粒度分布（particle size distribution）是指颗粒群中粒径的分布状态，即粒子径与所对应的粒子量之间的关系。一般在测定某粒径范围的粒子个数或质量的基础上统计出其粒径分布，可用简单的表格、绘图或函数形式表示。测量基准不同或粒径的表示方法不同，其粒度分布完全不同，因此表示粒径分布时必须注明其测量基准和所表示的粒子径，如以个数基准的体积等价径或以质量基准的筛分径等。图 1-13-2A 表示频率分布（frequency distribution）和 B 表示累积分布（cumulative distribution）。在累积分布中 50% 量所对应的粒径为中位径（medium diameter）D_{50}，或称为平均粒径，在频率分布图中峰值所对应的粒径为众数径（mode diameter）。

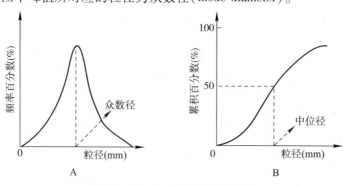

图 1-13-2 粒度分布示意图

A 频率分布图；B 累积分布图

【器材与试剂】

具有测微尺的光学显微镜、标准分样筛(图1-13-3)、电子分析天平。

粒子径的测定实验材料:细粒(原料药结晶、制粒产品均可,建议粒度范围在100~500 μm)。

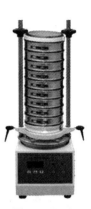

图1-13-3
标准分样筛

【实验安排】

1. 显微镜法测定粒径与粒度分布

(1) 将粉体均匀放在显微镜的载玻片上,观察定方向接线径(Feret径),并记录200个以上粒子的粒径,按粒径大小分类几个组。

(2) 绘制以个数为基准的频率直方图和累积分布图。

(3) 从累积分布图上求出中位径(D_{50})。

2. 筛选法测定粒度分布及中位径

(1) 将标准筛按大小顺序从上到下排列,固定好。

(2) 将50 g左右制粒物,置于最上面筛中,振荡1 min。

(3) 称量各级筛中截留的颗粒重量。

(4) 绘制以重量为基准的频率直方图和累积分布图,并求出中位径(D_{50})。

【数据处理】

(一) 显微镜法

1. 将测得的定方向接线径进行分级,计各级粒径范围的粒子数,记录在表1-13-2中。

表1-13-2 不同粒径范围的粒子个数

粒径范围/μm	个数	频率/%	累积/%	粒径范围/μm	个数	频率/%	累积/%

2. 绘出频率分布、累积分布的方块图,连接中心绘制出各分布曲线。粒度分布可用半对数坐标(粒径用对数值)。

(二) 筛选法

1. 将各级筛上粒子称重,按从大到小级别填于表1-13-3中。

表1-13-3 不同粒径范围的粒子质量

粒径范围/μm	质量/g	频率/%	筛下累积/%	粒径范围/μm	质量/g	频率/%	筛下累积/%

续表

粒径范围/μm	质量/g	频率/%	筛下累积/%	粒径范围/μm	质量/g	频率/%	筛下累积/%

2. 绘出频率分布、累积分布的方块图,连接中心绘制出各分布曲线。粒度分布可用半对数坐标(粒径用对数值)。

【分析思考】

1. 为什么用显微镜法测定粒径时,需要定方向测粒子的长度?

2. 显微镜法可以测定几种粒径?

3. 平均粒径的表示方法有几种?

4. 为什么采用筛分法测定粒度分布时需振荡一定时间?

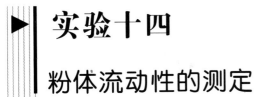

实验十四

粉体流动性的测定

【实验目的】

1. 掌握常用粉体流动性参数(休止角、流出速度、压缩度及 Hausner 比)的测定方法。
2. 熟悉影响粉体流动性的因素(形状、颗粒大小、助流剂种类和含量)。
3. 了解粉体助流剂的助流原理。

【实验原理】

粉体的本质是固体,但具有流动性、充填性、压缩成形性等,因此常把粉体视为第四种物态来进行研究。粉体的流动性不仅影响制剂的生产过程,而且影响制剂质量,因此是在固体制剂的制备过程中必须考虑的重要性质之一。测定流动性的目的在于可预测粉体物料从料斗中流出的能力、包装与分装的难易程度、重量差异和含量均匀度等。表示粉体流动性的参数有休止角、流出速度、压缩度、Hausner 比等。与流动性有关的充填性则由久野方程、川北方程的一些参数来评价。

本实验主要学习休止角、流出速度、压缩度的测定方法,并考察粒子大小与形状、助流剂的种类、助流剂的量及物料本身对流动性的影响。休止角与流出速度表示粉体在重力作用下的流动性,压缩度表示粉体在振荡力作用下的流动。

1. 休止角

粒子在粉体堆积层的自由斜面上滑动时所受重力和粒子间摩擦力达到平衡而处于静止状态下测得的最大角即休止角(angle of repose, θ)。休止角越小,摩擦力越小,流动性越好,一般认为 $\theta \leq 30°$ 流动性好,$\theta \leq 40°$ 时可以满足生产过程中流动性的需求。休止角的测定方法有固定漏斗法、固定圆锥法、排除法、倾斜箱法、转动圆筒法等,常用的方法是固定圆锥法(亦称残留圆锥法),如图 1-14-1 所示。固定圆锥法是将粉体注入圆盘中心上,直到粉体堆积层斜边的物料沿圆盘边缘自由流出时,停止注入,测定休止角。

2. 流出速度

将一定量的粉体装入漏斗中,测定其全部流出所需的时间来计算流出速度(flow velocity),流出时间越短,流动性越好(图 1-14-2),如果粉体的流动性很差而不能流出时,加入 $100\ \mu m$ 的玻璃球助流,测定自由流动所需玻璃球的最少加入量,加入量越多,流动性越差。

3. 压缩度和 Hausner 比

压缩度(compressibility)指振动流动时测得的流动性,其大小反映粉体的团聚性、松软状态,可用于评价振动加料、振动筛、振动填充与振动流动等。压缩度的表示方法如下:

$$C = \frac{\rho_f - \rho_0}{\rho_f} \times 100\% \qquad (1-14-1)$$

式中 ρ_f 为振动后最紧密度,ρ_0 为振动前最松密度。Hausner 比(Hausner Ratio, HR)与压缩度密切相关,其计算式为:

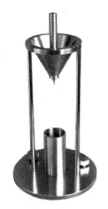

图 - 14 - 1　测定休止角的固定圆锥

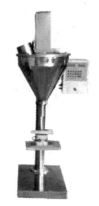

图 1 - 14 - 2　粉体流动性测定仪

$$HR = \frac{\rho_t}{\rho_0} \qquad\qquad (1 - 14 - 2)$$

在实际应用中,压缩度在 20 % 以下时(此时 *HR* 值为 1.25)流动性较好,压缩度增大时流动性下降,当压缩度达到 38 % 以上时粉体很难从容器中自动流出。测定装置参见图1 - 14 - 2。

【器材与试剂】

休止角测定仪、流出速度测定仪、100 μm 的玻璃球、粉体振实密度仪。

微晶纤维素微球、微晶纤维素粉末、淀粉、滑石粉、硬脂酸镁、微粉硅胶。

【实验安排】

1. 休止角的测定

（1）测定原理

将待测物料轻轻地、均匀地落如圆盘的中心部,使粉体形成圆锥体,当物料从粉体斜边沿圆盘边缘中自由落下时停止加料,用量角器测定休止角(或测定圆盘的半径和粉体的高度,计算休止角,tgθ = 高/半径)。

（2）具体方法

分别取微晶纤维素球、微晶纤维素粉末和淀粉50 g,测定休止角 tgθ,比较不同物料、同种物料的不同形状与大小对休止角的影响。称取微晶纤维素粉末(或淀粉)50 g,共 3 份,分别向其中加入 1 % 的滑石粉、微粉硅胶和硬脂酸镁,均匀混合后测定休止角,比较不同润滑剂的助流效果。称取微晶纤维素粉末 50 g,共 6 份,依次向其中加入 0.5 %、1.0 %、1.5 %、2.0 %、2.5 %、和 5.0 % 的滑石粉,均匀混合后测定其休止角,比较助流剂的量对流动性的影响。以休止角为纵坐标,加入量为横坐标,绘出曲线,选择最适加入量。

（3）注意事项

为了使欲测物料注入圆盘中心部,应使漏斗的出料管对着圆盘中心,物料从漏斗上部缓慢加入。如果流动性差不易从漏斗下流,则在漏斗上部放一筛子(16 ~ 18 目),边过滤,边加入。必要时轻敲筛子和漏斗。

2. 流出速度的测定

（1）测定原理

将待测物料轻轻装入流出速度测定仪(或三角漏斗中),打开下部流出口滑门,测定全部物料流出所需时间。

（2）具体方法

分别称取微晶纤维素微球、微晶纤维素粉末和淀粉约 20 g，测定流出速度，比较不同物料、同种物料的不同形状与大小对流出速度的影响。称取微晶纤维素粉末（或乳糖）20 g，共 3 份，分别向其中加入 1 % 的滑石粉、微粉硅胶和硬脂酸镁，均匀混合后测定流出速度，比较不同润滑剂的助流效果。称取微晶纤维素粉末约 20 g，共 6 份，依次向其中加入 0.5 %、1.0 %、1.5 %、2.0 %、2.5 %、和 5.0 % 的滑石粉，均匀混合后测定其休止角，比较助流剂的量对流动性的影响。以休止角为纵坐标，加入量为横坐标，绘出曲线，并选择最适宜量。分别称取微晶纤维素粉末与淀粉，其中加入 100 μm 的玻璃球助流，比较加入的玻璃球量。

3. 压缩度的测定

（1）测定原理

将待测物料分别精密称定（30 g 左右），轻轻加入量筒中，测量体积，计算并记录最松密度 ρ_0。安装于振实密度仪中进行多次振实，直至体积不变为止，测量最终体积，计算并记录最紧密度 ρ_t。分别代入公式计算压缩度。

（2）具体方法

分别称取微晶纤维素微球、微晶纤维素粉末和淀粉约 30 g，测定压缩度，比较不同物料、同种物料的不同形状与大小对压缩度的影响。分别称取微晶纤维素粉末（或乳糖）30 g，3 份，分别向其中加入 1 % 的滑石粉、微粉硅胶和硬脂酸镁，均匀混合后测定流出速度，比较不同润滑剂的助流效果。称取微晶纤维素粉末约 20 g，6 份，依次向其中加入 0.5 %、1.0 %、1.5 %、2.0 %、2.5 % 和 5.0 % 的滑石粉，均匀混合后测定其压缩度，比较助流剂的量对压缩度的影响。以压缩度为纵坐标，加入量为横坐标，绘出曲线，并选择最适加入量。

【数据处理】

实验测定结果填入表 1 – 14 – 1 ～ 表 1 – 14 – 4 中。

表 1 – 14 – 1　不同物料、不同粒径、不同形状的粉体的流动性参数的测定结果（平行 3 次）

	微晶纤维素微球			微晶纤维素粉末			淀粉		
	1	2	3	1	2	3	1	2	3
休止角									
平均值									
流出速度									
平均值									
压缩度									
平均值									

表 1 – 14 – 2　不同润滑剂（1 %）对微晶纤维素粉末流动性参数的测定结果

	滑石粉			微粉硅胶			硬脂酸镁		
	1	2	3	1	2	3	1	2	3
休止角									
平均值									
流出速度									
平均值									
压缩度									
平均值									

表 1 – 14 – 3　不同量的滑石粉对微晶纤维素流动性参数的测定结果

加入量	0.5 %	1.0 %	1.5 %	2.0 %	2.5 %	5.0 %
休止角（平均值）						
流出速度（平均值）						
压缩度（平均值）						

表 1 – 14 – 4　玻璃球对微晶纤维素粉末和淀粉流出速度的影响

物料	加入玻璃球前流出速度	加入玻璃球后流出速度
微晶纤维素粉末		
淀粉		

【分析思考】

1. 影响粉体流动性的主要因素有哪些？
2. 助流剂的作用机制是什么？助流剂量过多会影响粉体流动性的原因是什么？
3. 硬脂酸镁是润滑剂，与助流剂的作用机制有什么不同？
4. 粉体的流动性在制剂过程中有什么重要作用？
5. 描述粉体的流动性有哪些主要参数？各自的含义或计算公式是什么？

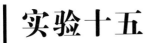

实验十五

粉体物料的吸湿性及吸湿速度的测定

【实验目的】

1. 掌握空气的相对湿度与药物的临界相对湿度的概念。
2. 掌握水溶性药物和水不溶性药物的吸湿特性。
3. 掌握水溶性或水不溶性药物混合物的吸湿特性。
4. 熟悉吸湿平衡曲线的绘制方法及临界相对湿度的测定方法。

【实验原理】

1. 吸湿性

吸湿性(moisture absorption)是固体表面吸附水分的现象。药物粉体的吸湿性与空气状态有关,药物在较大湿度的空气中容易发生吸湿(吸潮),在干空气中容易发生干燥(风干),直至物料的吸湿与干燥达到动态平衡,此时的含水量称平衡水分。空气的相对湿度(relative humidity, RH)是空气中水蒸气分压与同温下饱和空气水蒸气分压之比,是反映空气状态的重要参数。绝干空气的相对湿度为 0 %,饱和空气的相对湿度为 100 %,通常空气的相对湿度在 0 % ~ 100 % 之间。药物粉末吸湿后容易发生流动性下降、固结、润湿、液化等,甚至促进化学反应而降低药物的稳定性。因此,防湿对策是药物制剂中的一个重要话题。药物的吸湿特性可用吸湿平衡曲线来表示,将药物在不同相对湿度下的(平衡)吸湿量对相对湿度作图,即可绘出吸湿平衡曲线。药物的吸湿特性与性质有关。

2. 水溶性药物的吸湿特性

水溶性药物在相对湿度较低的环境下,几乎不吸湿,而当相对湿度增大到一定值时,吸湿量急剧增加,参见图 1 - 15 - 1a,吸湿量开始急增时的相对湿度称为药物的临界相对湿度(critical relative humidity, CRH)。CRH 是水溶性药物固有的特征参数,如 37 ℃ 时,果糖的 CRH 值为 53.5 %,葡萄糖的 CRH 值为 82 %,半乳糖的 CRH 值为 95.5 %。物料的 CRH 越小则越易吸湿。CRH 产生的原因:在一定温度下,当空气中相对湿度达到某一值时,药物表面吸附的平衡水分溶解药物形成饱和溶液,此时物料表面产生的蒸汽压小于空气中水蒸气气压,因而物料不断吸湿,致使整个物料不断润湿或液化,含水量急剧上升。通常 CRH 小于 50% 的物料,必须采取除湿措施。为了避免药物的吸湿,使药物的操作环境和贮存环境必须保持在临界相对湿度以下。

根据 Elder 假说,水溶性药物混合物的 CRH 约等于各成分 CRH 的乘积,而与各成分的量无关。即:

$$CRH_{AB} = CRH_A \cdot CRH_B$$

式中 CRH_{AB} 为 A 与 B 混合物的临界相对湿度, CRH_A 和 CRH_B 分别为 A 物质和 B 物质的临界相对湿度。由此可知水溶性药物混合物的 CRH 值比其中任何一种药物的 CRH 值更低,更易于吸湿。

3. 水不溶性药物的吸湿性

水不溶性药物的吸湿性随着相对湿度变化而缓慢发生变化(图 1 - 15 - 1b),没有临界点。由于平衡水分吸附在固体表面,相当于水分的等温吸附曲线。水不溶性药物的混合物的吸湿性具有加和性。

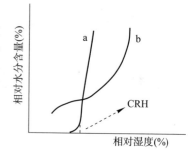

图 1 - 15 - 1　不同性质药物的
吸湿平衡曲线
a. 水溶性药物;　b. 水不溶性药物

【器材与试剂】

分析天平、保干器、恒温箱、称量瓶。

水溶性药物:果糖、葡萄糖、氯化钠、蔗糖、维生素 C、水提取中药粉等,可选择其中 2 种药物进行实验。水不溶性药物:淀粉、微晶纤维素、微粉硅胶等。H_2SO_4 或 NaOH 或 $Ca(OH)_2$ 液体。

【实验安排】

1. 绘制水溶性药物及其混合物的吸湿平衡曲线,测定临界相对湿度

(1) 取适量果糖、葡萄糖、果糖 - 葡萄糖混合物(1:2),在 40 ℃ 干燥箱中干燥 2 h。

(2) 配制 RH 为 30 %、40 %、50 %、60 %、70 %、80 %、90 % 和 100 % 的溶液(表 1 - 15 - 1),分别置于一系列保干器内,于 25 ℃ 恒温箱中平衡 24 h 以上。

表 1 - 15 - 1　产生各种相对湿度所需 H_2SO_4、NaOH、$CaCl_2$ 的含量(25 ℃)

相对湿度(%)	H_2SO_4(无水物的质量分数,%)	NaOH(无水物的质量分数,%)	$CaCl_2$(无水物的质量分数,%)
100	0.0	0.0	0.0
90	17.91	9.83	14.95
80	26.79	16.10	22.25
70	33.09	20.80	27.40
60	38.35	24.66	31.73
50	43.10	28.16	35.64
40	47.71	31.58	39.62
30	52.45	35.29	44.36

(3) 将干燥后的样品取适量,分别放入已称重的带盖称量瓶中,轻轻平衡,使样品的厚度约 3 mm,盖好瓶盖,称重,打开瓶盖放入已调好湿度的干燥器内。

(4) 恒温保存 24 h,使被测样品中的水分与空气相对湿度达到平衡,取出称量瓶,盖好瓶盖,精密称量,求出增加的质量,计算平均相对水分含量(w/w)。

(5) 以 RH 为横坐标,以平衡含水量为纵坐标作图,即可得到吸湿平衡曲线。

(6) 在吸湿平衡曲线上,吸湿量突然上升的相对湿度即为药物的临界相对湿度。

2. 绘制水不溶性药物及其混合物的吸湿平衡曲线

(1) 取适量淀粉、微晶纤维素、淀粉 - 微晶纤维素混合物(1:2),在 40 ℃ 干燥箱中干燥 2 h。

(2) ~ (5)操作同上。

3. 操作注意事项

（1）放入称量瓶的样品不宜过厚，以使物料与空气充分均匀地接触，达到平衡。

（2）不同湿度下样品平衡需要的时间、相同物料不同平衡所需时间不同，有时甚至需要数日。在给定相对湿度下增重（或减重）不变时为平衡状态。本实验恒温保持 24 h 的目的是为了简化实验。

（3）将样品干燥后做绝干物品，增重即为平衡吸湿量。平衡相对水分含量是增加量除以样品吸湿后的总质量（绝干物质 + 平衡吸湿量）。称量时尽量快速进行。也可用水分测定仪直接测定平衡相对水分含量。

【数据处理】

1. 将各种物料平衡相对水分含量的测定结果记录于表 1 – 15 – 2 和表 1 – 15 – 3。

表 1 – 15 – 2　各种水溶性物料在不同空气的相对湿度下平衡相对水分含量（%,w/w）

相对湿度/%	30	40	50	60	70	80	90	100
果糖								
葡萄糖								
果糖 – 葡萄糖								

表 1 – 15 – 3　各种非水溶性物料在不同空气的相对湿度下平衡相对水分含量（%,w/w）

相对湿度/%	30	40	50	60	70	80	90	100
淀粉								
微晶纤维素								
淀粉 – 纤维素								

2. 绘出上述 6 种物料的吸湿平衡曲线。

【分析思考】

1. 为什么只有水溶性药物才具有临界相对湿度？

2. 相对湿度和临界相对湿度的区别是什么？

3. 测定吸湿平衡曲线时需要注意什么？为什么？

4. 根据药物的吸湿特性，在生产过程中对环境的湿度有何要求？

5. 水溶性药物及其混合物、水不溶性药物及其混合物的吸湿平衡曲线有什么特征？临界相对湿度各自有何变化？

实验十六
动物实验手术基本操作方法

【实验目的】

1. 掌握常用动物(家兔、大鼠、小鼠等)实验手术基本操作方法。

2. 熟悉药动学实验中常用实验动物的特点和选择。

3. 熟悉常用手术器械的正确使用方法。

4. 了解其他实验动物(犬、猫等)的基本实验方法。

【实验原理】

药动学是应用动力学原理与数学模型定量研究药物在生物体内的吸收、分布、代谢和排泄(简称体内过程,见图1-16-1)规律的一门科学。其研究方法涉及大量的动物实验手术基本操作,故应掌握常见动物的基本手术实验方法。

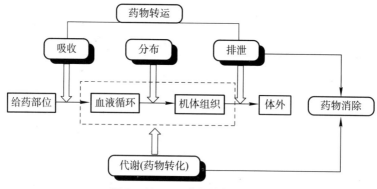

图 1-16-1 药物的体内过程

1. 动物实验的种类和特点

(1) 急性实验

用活体解剖的方法,把失去知觉的动物(全麻或局麻下)某一功能系统、器官或组织,暴露于直视之下;或置于实验仪器的准确控制之下(活体解剖实验方法)。或用适当的方法把所需器官或组织从动物体内取出,置于人工环境中,给予人工处置(离体器官实验方法)。然后观察其活动与反应,以研究其功能或其对某种外加因素的反应及其机制的一类动物实验的总称。药动学实验中介绍的实验基本上都属于急性实验。

急性实验的优点是,通过对实验条件的严格控制,可排除一些复杂因素的影响,在较短时间内获得较多的有价值的分析材料。其缺点是,由于动物处于失常状态,如麻醉、创伤、失血等,使实验结果不能完全反映整体动物在生理条件下功能活动的规律。

(2) 慢性实验

在无菌条件下,给动物施行一定的实验外科手术(例如各种造口术、脏器的切除或移植术),待其恢复健康后再进行实验和观察,或者将一定的物理性、化学性和生物性等致病因素作用于动物,复制成各种疾病模型,详细研究和观察疾病的发生、发展的规律或各种实验性治疗措施的效果。

慢性实验的最大优点是保持了实验动物机体的完整及其与外界环境的统一性,动物处于比较接近自然的生活状态。因此,所观察到的实验结果比较符合客观实际,也比较正确可靠,但由于观察时间长,对实验设备和技术要求高,影响因素较多,耗费人力也较多等,因而难度较大。故基础课教学中较少采用,而广泛应用于研究工作中。

2. 实验前动物的准备

一般动物在实验前禁食12 h,但饮水不限。进行慢性实验,在手术前数天便应对动物进行训练,以了解该动物是否适合做此实验,并使其熟悉环境与实验者,同时应加强营养的补充。手术前一天要给动物剃毛,必要时洗澡,以便于消毒处理。动物手术后,宜由实验者亲自护理和喂养,以进一步熟悉动物。

常见的实验动物手术有头部手术、颈部手术、胸部手术、股部手术等。本实验以家兔的颈外静脉插管术为例,介绍实验动物的基本手术方法。

【器材与试剂】

台秤、眼科剪刀、眼科镊子、普通中号镊子、止血钳、组织剪、粗剪刀、手术刀片、静脉插管、动脉夹等。常用手术器械见图1-16-2。

棉花、75%乙醇、3%戊巴比妥钠注射液。

3 kg左右家兔一只。

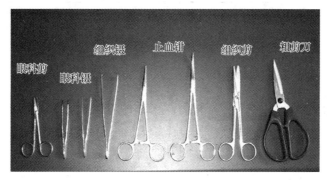

图1-16-2　动物实验常用手术器械

【实验安排】

1. 家兔称重、麻醉、固定

取家兔一只(实验前禁食12 h,但不禁水),记录体重和性别,耳缘静脉注射3%戊巴比妥钠(0.8~1.0 ml·kg^{-1})麻醉,仰位固定于兔手术台上。

2. 插管部位皮肤去毛、备皮

用粗剪刀剪去颈部手术区的兔毛,并用75%乙醇适量擦拭。

3. 皮肤切开

以左手拇、示指向外上轻轻提起颈部皮肤,右手用手术刀片小心切开5~6 cm。

4. 皮下组织结构的分离及目标器官或组织结构的游离

将一侧切开的皮肤,用手指在颈皮肤外面向上顶起,即可看到呈暗紫红色的颈外静脉,用钝头止血钳或玻璃分针沿血管走行方向,将静脉周围的结缔组织轻轻分离约 3 cm 并于中部穿线两根,见图 1 – 16 – 3。用动脉夹夹闭血管近心端,待血管充盈,一根线移至近心端,另一根线结扎头端。

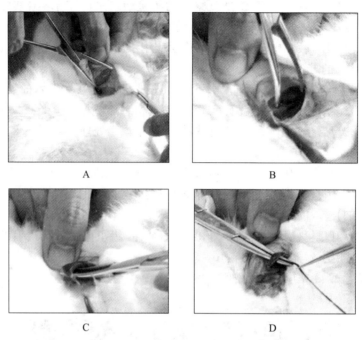

图 1 – 16 – 3　家兔的颈外静脉的分离

A 分离皮下组织;　B、C 分离颈静脉;　D 穿线

5. 导管的插入或固定

左手小指穿过血管并将血管固定于末节指腹上,用眼科剪于指腹稍后自血管右侧呈 45°做"V"形切口,切口大小为血管直径约 1/2。用棉花轻轻拭干血迹,右手持静脉插管(斜口朝上)自血管切口处边插入边旋转,直至插入 1 ~ 2 cm。

【注意事项】

1. 正确掌握戊巴比妥钠的用量,减少家兔在实验中的痛苦。

2. 分离颈外静脉时,动作要轻柔,以免损伤血管。

3. 在后续的药动学实验中,血管插管术常结合抗凝血剂,以方便采集血液和测定血药浓度。

【分析思考】

1. 药动学实验中常用的实验动物有哪些? 该如何选择?

2. 实验动物手术的基本操作有哪些? 试举例说明。

3. 家兔颈外静脉插管后,可进行哪些方面的药动学实验?

实验十七

动物各种体液的采集方法

【实验目的】

1. 掌握常用实验动物血液、尿液的采集方法。
2. 熟悉常用实验动物消化液的采集方法。
3. 了解药物动力学实验中动物体液采集的作用和意义。

【实验原理】

一、血液的采集

在实验研究中,经常需要采集实验动物的血液进行常规检查或血药浓度测定,故必须掌握正确的血液采集方法。采血方法的选择,取决于实验目的、所需血量及动物种类。不同动物采血部位与采血量的关系见表 1 – 17 – 1。

表 1 – 17 – 1　不同动物采血部位与采血量的关系

采血量	采血部位	动物品种
取少量血	尾静脉	大鼠、小鼠
	耳静脉	兔、狗、猫、猪、山羊、绵羊
	眼底静脉丛	兔、大鼠、小鼠
	舌下静脉	兔
	腹壁静脉	青蛙、蟾蜍
	冠、脚蹼皮下静脉	鸡、鸭、鹅
取中量血	后肢外侧皮下小隐静脉	狗、猴、猫
	前肢内侧皮下头静脉	狗、猴、猫
	耳中央动脉	兔
	颈静脉	狗、猫、兔
	心脏	豚鼠、大鼠、小鼠
	断头	大鼠、小鼠
	翼下静脉	鸡、鸭、鸽、鹅
	颈动脉	鸡、鸭、鸽、鹅
取大量血	股动脉、颈动脉	狗、猴、猫、兔
	心脏	狗、猴、猫、兔
	颈静脉	马、牛、山羊、绵羊
	摘眼球	大鼠、小鼠

（一）小鼠和大鼠

1. 尾尖取血

此种方法适于采取少量血样,如红细胞计数、白细胞计数、血小板计数和白细胞分类计数等。取血前宜先使鼠尾充血,然后剪去尾尖,血即自尾部流出。

2. 球后静脉丛取血

用左手抓住鼠的颈背部,拇指及中指抓住头颈部皮肤,示指按于眼睛后,使眼球轻度突出,眼底球后静脉丛取血。右手取一特制的玻璃吸管或连注射器的粗钝针头,沿内眦眼眶后壁刺入,穿刺时吸管应由眼内角向喉头方向前进约 4～5 mm,轻轻转动再缩回,血液自然进入管内,在得到所需的血量后,抽出针管或注射针头。也可摘除眼球取血。

3. 颈静脉或颈动脉采血

将鼠麻醉后以仰卧位固定于鼠固定板上,剪去一侧颈部外侧被毛,分离颈静脉或颈动脉,用注射器即可抽取所需血量。也可插入导管,反复采血。

4. 心脏取血

左手抓住鼠背及颈部皮肤,右手持注射器,在心尖搏动最明显处刺入心室,抽出血液,也可从上腹部穿过横膈膜刺入心室取血,取血后动物可能死亡。

5. 断头取血

剪掉鼠头或剪断一侧颈总动脉,收集从颈部流出的血液。

（二）兔和豚鼠

1. 兔耳缘静脉取血

局部去毛,用电灯照射或酒精棉球涂擦,使静脉扩张,再以液状石蜡涂擦耳缘,防止流出的血液凝固,用粗针头将静脉刺破后让血液自然滴入已加抗凝剂的试管中。

2. 心脏取血

动物仰卧位固定,用左手触摸心脏搏动处,选择心尖搏动最明显处穿刺,当持针手感到心脏搏动时,再稍刺入即入心脏,然后抽出血液,取针时直接拔出。

（三）犬和猫

1. 后肢外侧小隐静脉采血

后肢外侧小隐静脉位于后肢胫部下 1/3 的外侧前表皮下,由前侧方向后行走。采血时,将动物固定,局部剪毛、消毒,采血者左手紧握剪毛区上部或扎紧止血带,使下部静脉充血,右手用配有 6 号或 7 号针头的注射器刺入静脉,左手放松,以适当速度采血即可。

2. 前肢背侧皮下头静脉采血

前肢背侧皮下头静脉位于前脚爪上方背侧的正前位。采血方法同上。

3. 颈静脉采血

前两种方法需技术熟练,且不适于连续采血。大量或连续采血时,可采用颈静脉采血,方法同小鼠、大鼠的颈脉采血法。

4. 股动脉采血

本法为采静脉血最常用的方法,操作简便。在清醒状态下将稍加训练的犬卧位固定于犬解剖台上。后肢伸展,暴露腹股沟三角动脉搏动的部位,剪毛,左手中指、示指触摸股动脉搏动部位,并固定好血管。右手持注射器,针头由动脉搏动处直接刺入血管,若刺入动脉一般可见鲜红血液流入注射器。

二、尿液的采集

常用的采集方法较多,一般在实验前需给动物灌服一定量的水。

1. 代谢笼法

此法较常用,适用于大、小鼠。将动物放在特制的笼内。动物排便时,可以通过笼子底部的大小便分离漏斗将尿液与粪便分开,达到采集尿液的目的。由于大、小鼠尿量较少,操作中的损失和蒸发,各鼠膀胱排空不一致等原因,都可造成较大的误差,因此一般需收集5 h以上的尿液,最后取平均值。

2. 导尿法

常用于雄性兔、狗。动物轻度麻醉后,固定于手术台上。由尿道插入导尿管(顶端应用液状石蜡涂抹),可以采到没有受到污染的尿液。

3. 压迫膀胱法

在实验研究中,有时为了某种实验目的,要求间隔一定的时间,收集一次尿液,以观察药物的排泄情况。动物轻度麻醉后,实验人员用手在动物下腹部加压,手要轻柔而有力。当加的压力足以使动物膀胱括约肌松弛时,尿液会自动由尿道排出。此法适用于兔、狗等较大动物。

4. 输尿管插管法

动物麻醉后,固定于手术台上。剪毛、消毒,于耻骨联合上缘之上在正中线做皮肤切口(长3~4 cm),沿腹中线切开腹壁及腹膜,找到膀胱并翻出腹外。辨认清楚输尿管进入膀胱背侧的部位(膀胱三角)后,细心地分离出两侧输尿管,分别在靠近膀胱处穿线结扎。在离此结扎点约2 cm处的输尿管近肾段下方穿一根丝线。用眼科剪在管壁上剪一斜向肾侧的小切口,分别插入充满生理盐水的细塑料管(插入端剪成斜面),用留置的线结扎固定。可见到尿滴从插管中流出(头几滴是生理盐水),塑料管的另一端与带刻度的容器相连或接在记滴器上,以便记录尿量。在实验过程中应经常活动一下输尿管插管,以防阻塞。在切口和膀胱处应盖上温湿的生理盐水纱布。

5. 膀胱插管法

腹部手术同输尿管插管。将膀胱翻出腹外后,用丝线结扎膀胱颈部,阻断它同尿道的通路。然后在膀胱顶部避开血管剪一小口,插入膀胱漏斗,用丝线做以荷包缝合固定。漏斗最好正对着输尿管的入口处。注意不要紧贴膀胱后壁而堵塞输尿管。下端接橡皮管插入带刻度的容器内以收集尿液。

6. 穿刺膀胱法

动物麻醉后固定于手术台上,在耻骨联合之上腹正中线剪毛,消毒后进行穿刺,入皮后针头应稍改变一下角度,以避免穿刺后漏尿。

7. 剖腹采尿法

同穿刺法做术前准备,皮肤准备范围应大一点。剖腹暴露膀胱,操作者的左手用无齿小平镊夹住一小部分膀胱,右手持针在小镊夹住的膀胱部位直视穿刺抽取尿液。可避免针头贴在膀胱壁上而抽不出尿液。

8. 反射排尿法

适用于小鼠,因小鼠被人抓住尾巴提起时排便反射比较明显。故需采取少量尿液时,可提起小鼠,将排出的尿液接到带刻度的容器内。

三、消化液的采集

（一）唾液

1. 直接抽取法

在急性实验中,可用吸管直接插入动物口腔或唾液腺导管抽吸唾液,此法非常简单,但从口腔抽吸唾液会有杂质混入。

2. 制造腮腺瘘法

在慢性实验中,收集狗的唾液,要用外科手术方法将腮腺导管开口移向体外,即以腮腺导管为中心,切成一直径 2~3 cm 的圆形黏膜片,将此黏膜片,与周围组织分开,穿过皮肤切口引到颊外,将带有导管开口的黏膜片与周围的皮肤缝合,腮腺分泌的唾液就流出颊外。这种方法可以收集到较纯净的唾液。

（二）胃液

1. 直接收集胃液法

急性实验时,先将动物麻醉,将插胃管经口插入胃内,在灌胃管的出口连一注射器,用此注射器可收集到胃液,此法适用于狗等大型动物。如是大鼠,需手术剖腹,从幽门端向胃内插入一塑料管,再由口腔经食管将一塑料管插入前胃,用 pH 7.5、35℃ 左右的生理盐水,以 12 mL·h^{-1} 的流速灌胃,收集流出液,进行分析。

2. 制备胃瘘法

在慢性实验中,收集胃液多用胃瘘法,如全胃瘘法、巴氏小胃瘘法、海氏小胃瘘法等。制备小胃是将动物的胃分离出一小部分,缝合起来形成小胃,主胃与小胃互不相通,主胃进行正常消化,从小胃可收集到纯净的胃液。应用该法,可以待动物恢复健康后,在动物清醒状态下反复采集胃液。

（三）胰液和胆汁

在动物实验中,主要是通过对胰总管和胆总管的插管而获得胰液或胆汁。狗的胰总管开口于十二指肠降部,在紧靠肠壁处切开胰管,结扎固定并与导管相连,即可见无色的胰液流入导管。大鼠的胰管与胆管汇集于一个总管,在其入肠处插管固定,并在近肝门处结扎和另行插管,可分别收集到胰液和胆汁。有时也可通过制备胰瘘和胆囊瘘来获得胰液和胆汁。

【器材与试剂】

眼科弯镊、试管、培养皿、注射器、止血钳、组织剪、手术刀、膀胱插管、引流管。

75% 乙醇、肝素(500 U·mL^{-1})、纱布、脱脂棉、5% 葡萄糖溶液、乌拉坦、生理盐水。

小鼠、大鼠、家兔。

【实验安排】

1. 小鼠的摘眼球采血

（1）左手抓住小鼠颈部皮肤,轻压在实验台上,取侧卧位。

（2）左手食指尽量将小鼠眼周皮肤往颈后压,使眼球突出。

（3）用眼科弯镊夹去眼球，将鼠倒立，用培养皿接住流出的血液。

（4）采血完毕立即用纱布压迫止血。采血量：0.6～1.0 mL/次，见图1-17-1。

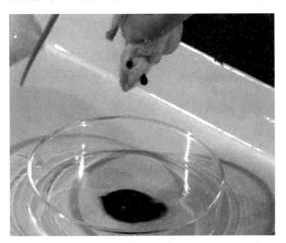

图1-17-1　小鼠的摘眼球采血

2. 大鼠的心脏采血

左手抓住鼠背及颈部皮肤，右手持注射器，在心尖搏动最明显处刺入心室，抽出血液，也可从上腹部穿过横膈膜刺入心室取血，取血后动物可能死亡。见图1-17-2。

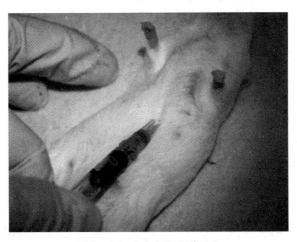

图1-17-2　大鼠心脏采血

3. 家兔的耳缘静脉采血

（1）将兔放入仅露出头部及两耳的固定架内固定。

（2）选耳静脉清晰的耳朵，将耳静脉部位的毛拔去，用75%乙醇局部消毒并揉搓血管，使兔的耳缘静脉充盈。

（3）用左手示指和中指夹住兔的耳缘静脉近心端，拇指和小指夹住耳郭边缘部分，环指和小指放在耳郭下作垫。

（4）右手拿注射器（连有5.5号针头），针尖的斜面朝上，将针头逆血流方向插入血管,放松对静脉近心端的压迫,缓慢将血液抽出来。此种采血法一次最多可采血5～10 mL,见图1－17－3。

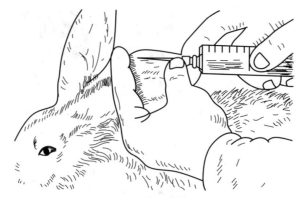

图1－17－3　家兔的耳缘静脉采血

4. 家兔的膀胱插管法采尿

(1) 取家兔称重,用乌拉坦以5 mL · kg^{-1}的剂量腹腔注射麻醉。固定于兔台上,耳缘静脉注射5%葡萄糖溶液15 mL · kg^{-1}体重(5 min内注完),以保证有足够的尿量。

(2) 剪去耻骨联合以上腹部的被毛,在耻骨联合上缘处向上切开皮肤4～5 cm,用止血钳分离皮肤与腹壁,用手术剪或手术刀沿腹白线切一0.5 cm小口,用止血钳夹住切口边缘并提起。然后向上、向下切开腹壁层组织4～5 cm。

(3) 双手轻轻地按压切口两侧的腹壁,如膀胱充盈,膀胱会从切口处滑出。如未见膀胱滑出,用止血钳牵拉两侧切口,寻找膀胱,用止血钳提起膀胱移至腹外,用两把止血钳相距0.5 cm对称地夹住膀胱顶,用手术剪在膀胱顶部剪一纵行小口,将膀胱插管插入,用一棉线将膀胱壁结扎在插管的颈部处。膀胱上翻,在膀胱颈部穿线,结扎尿道。完成上述操作后,将膀胱插管平放在耻骨处,引流管自然下垂,管口低于膀胱水平。

(4) 手术完毕后,用温热生理盐水纱布覆盖腹部切口。先排空剩余尿液,然后收集1 h尿液,并换算成每分钟排尿量。见图1－17－4。

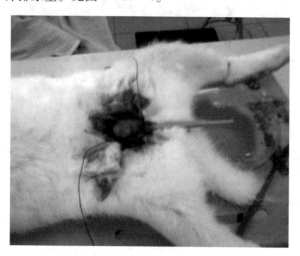

图1－17－4　家兔的膀胱插管法采尿

【分析思考】

1. 常用实验动物采血时有哪些注意事项？

2. 实验动物采血实验中常用的抗凝剂有哪些？

3. 动物实验的全程要爱护实验动物，禁止虐待、戏谑动物。动物实验中出现非预期的特殊情况，还需要对动物采取急救措施，实验结束后，有的需要对动物进行"安乐死"，试回答动物处死的常用方法有哪些？什么方法比较符合伦理学的要求？

实验十八

桂美辛不同晶型的制备及其溶解性质研究

【实验目的】

1. 掌握测定药物平衡溶解度的方法。

2. 熟悉桂美辛两种晶型的制备方法。

3. 了解药物不同晶型的溶解度差异及其对药物溶出和吸收的影响。

【实验原理】

晶型是指结晶物质内分子的排列形式。晶型之间的差异实质上是结晶的基本单元——晶胞微观结构上的差异,这是晶格内部分子依不同方式排列或堆积产生的。同一种物质的分子能够形成多种晶型的现象称为同质多晶现象,许多化合物存在多晶型。同种药物可能有多种不同晶型,包括稳定型和亚稳型。

药物溶解度的测定方法分为平衡法和动态法两种类型,以前者较为常用。平衡法是取数份药物,配制从不饱和溶液到饱和溶液的系列溶液,置恒温条件下振荡至平衡,经滤膜过滤,取滤液分析,测定药物在溶液中的实际质量浓度 S,并对配制溶液质量浓度 c 作图,图中的转折点即为平衡溶解度(图 1-18-1),本实验先采用溶出仪测定饱和溶液中桂美辛不同晶型的平衡溶解度,后用溶解度曲线中反向延长线所对应的截距即为平衡溶解度。

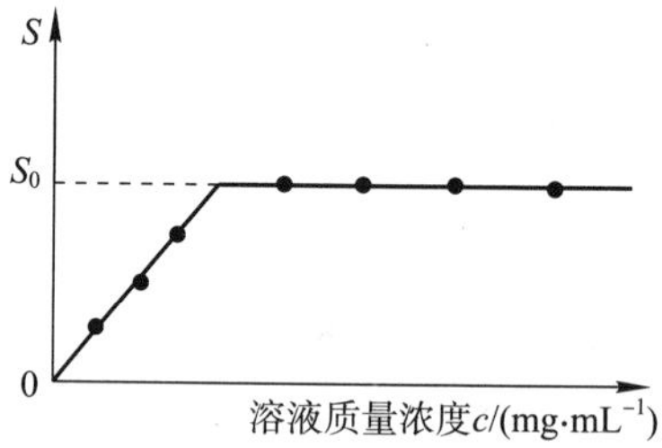

图 1-18-1 平衡法测定药物平衡溶解度

桂美辛(吲哚拉新,Indolacin)是非甾体消炎药,主要用于治疗类风湿,分子式为 $C_{20}H_{17}NO_4$,有 4 种不同晶型(α、β、γ、δ 型)。由于晶格能的差异,不同晶型的理化性质如熔点、溶解度、溶出速度和稳定性等亦不同,从而影响药物的吸收。

【器材与试剂】

烧杯、培养皿、紫外分光光度计、显微镜、吸量管、容量瓶、智能溶出实验仪、分析天平、注射器、微孔滤膜、滤器、取样器、试管等。

桂美辛、三氯甲烷、无水乙醇、人工肠液。

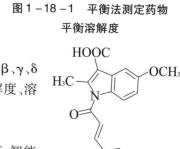

图 1-18-2 桂美辛

【实验安排】

1. 不同晶型桂美辛的制备

(1) α 型桂美辛的制备

称取桂美辛 0.12 g,加入 50 mL 无水乙醇溶解,超声 15 min,倒入培养皿中,在室温下挥去溶剂,析出 α 型晶型。

(2) δ 型桂美辛的制备

称取桂美辛 0.15 g,置于 25 mL 三氯甲烷溶解,超声 15 min,倒入培养皿中,在室温下挥去溶剂,析出 δ 型晶型。

（3）显微观察

将所制得的晶体置于载玻片上,在光学显微镜(400倍)下观察结晶形状。

2. 桂美辛标准曲线的制作

精密称取桂美辛 12 mg,置于 500 ml 容量瓶中,以人工肠液定容,分别吸取 1 mL、2 mL、3 mL、5 mL、7 mL、8 mL、9 mL 至 25 mL 容量瓶中,用人工肠液定容,配成系列浓度的溶液,在 289 nm 波长下,以人工肠液为空白对照,测定紫外吸收度,绘制标准曲线,以吸收度对浓度进行线性回归,得回归方程。

3. 平衡溶解度的测定

称取 α 型和 δ 型桂美辛各 0.3 g,分别置于 900 mL 人工肠液中,37℃恒温搅拌,搅拌速度为 100 r · min^{-1},分别于 0.5 h、1.0 h、1.5 h、2.0 h、3.0 h、4.0 h、5.0 h、6.0 h、7.0 h、8.0 h 取样 6 mL,经微孔滤膜($\phi = 0.45$ μm)过滤,在 289 nm 下,以人工肠液为空白,测定滤液的紫外吸收度 A,按标准曲线方程计算桂美辛的质量浓度。以质量浓度对时间作图,取渐近线截距计算平衡溶解度。

【数据处理】

计算各样品溶液中桂美辛的质量浓度,填入数据记录表(表 1 – 18 – 1)。

表 1 – 18 – 1　不同时间桂美辛质量浓度测定值

T/h	$c_\alpha/(\text{mg} \cdot \text{mL}^{-1})$	$c_\delta/(\text{mg} \cdot \text{mL}^{-1})$
0.5		
1.0		
1.5		
2.0		
3.0		
4.0		
5.0		
6.0		
7.0		
8.0		

【注意事项】

1. 制备晶型的培养皿应洗净烘干,以免影响结晶过程。

2. 应用三氯甲烷时应在通风橱内进行操作。

3. 平衡溶解度的测定需加入过量药物,以保证整个测定过程中有未溶解的药物。

4. 测定平衡溶解度时,可用保鲜膜封住溶出杯口,以防止水分挥发。

【分析思考】

1. 何谓药物的多晶型现象?研究药物的多晶型现象有何意义?

2. 测定药物的溶解度有哪些方法?测定过程中有哪些注意事项?

实验十九

药物的蛋白结合及竞争作用实验

【实验目的】

1. 掌握药物蛋白结合测定的透析法。
2. 熟悉药物的蛋白结合的重要意义。
3. 了解水杨酸与华法林的蛋白竞争性结合作用。

【实验原理】

许多药物能够与血浆蛋白、组织蛋白或体内大分子物质如 DNA 反应,生成药物 – 大分子复合物,通常将这一过程称为药物 – 蛋白结合(drug-protein binding),根据结合程度不同,分为可逆性结合和不可逆性结合。药物与血浆蛋白结合后,很难通过血管壁向组织转运,不能由肾小球滤过,也不能经肝代谢。因此蛋白结合型药物通常没有药理活性。可逆的蛋白结合在药动学中有重要作用。相反,非结合的游离药物易透过细胞膜,与药物的代谢、排泄以及药效密切相关,具有重要的临床意义。药物和血浆蛋白结合的程度,可以用血浆蛋白结合率(β)来表示,即蛋白质结合的药物和血浆中的全部药物的比例,其计算式如下:

$$\beta = \frac{[D_b]}{[D_b] + [D_f]} \qquad (1-19-1)$$

式中 $[D_f]$、$[D_b]$ 分别为游离药物和结合药物的摩尔浓度。

研究药物和蛋白结合的实验方法主要有平衡透析法、超滤法、超速离心法和凝胶过滤法等。本实验采用透析法测定华法林的蛋白结合率。将一定量的血浆蛋白与定量的药物混合后置于透析袋内,使药物与蛋白充分结合后,进行透析。游离的药物分子可通过透析袋,待扩散达到平衡时,测定游离药物浓度,代入式(1 – 19 – 1)中,即可得到药物的蛋白结合率。本实验还采用该法观测了水杨酸和华法林的蛋白竞争性结合作用。

华法林为抗凝血药物,表观分布容积为 0.09 ~ 0.24 L·kg^{-1},血浆蛋白结合率可达 99%,属于高结合率、低分布容积的药物,此类药物容易被其他药物(如水杨酸)竞争性置换,使血浆蛋白解离,从而使游离药物浓度升高,容易产生不良反应。

【器材与试剂】

透析装置(截留相对分子质量为 8 000 左右透析袋,200 mL 烧杯,磁力搅拌子)、移液管、试管、容量瓶、磁力搅拌器、紫外可见分光光度计、离心机。

肝素钠注射液、华法林(纯度 ≥ 96 %)、水杨酸(纯度 ≥ 96 %)、磷酸盐缓冲液(pH 7.4)、0.01 mol·L^{-1}NaOH 溶液、乙醇。

雄性大鼠 3 只,体重 180 ~ 200 g。

【实验安排】

1. 供试溶液的配制

（1）磷酸盐缓冲液（pH 7.4）

精密称取 1.36 g KH_2PO_4 溶于 79 mL 的 0.1 mol·L^{-1} NaOH 中，加水至 200 mL 即得。

（2）52% 乙醇

无水乙醇 520 mL 加水稀释至 1 000 mL 即得。

（3）华法林溶液（1 mg·mL^{-1}）

精密称取华法林 0.1 g，加 0.01 mol·L^{-1} 的 NaOH 溶液定量溶解至 100 mL 即得。

（4）水杨酸溶液（10 mg·mL^{-1}）

精密称取水杨酸 1 g，用 52% 乙醇溶液稀释至 100 mL 即得。

2. 华法林蛋白结合率的测定

（1）华法林的含量测定

标准曲线的制作：精密称取华法林 50 mg，加 0.01 mol·L^{-1} NaOH 溶液 100 mL，精密量取一系列不同体积的药液至容量瓶中，按次序加入 0.01 mol·L^{-1} NaOH 溶液至 1 mL，后分别加磷酸盐缓冲液 2 mL，混合均匀，使浓度成为 0.02 mg·mL^{-1}、0.04 mg·mL^{-1}、0.06 mg·mL^{-1}、0.08 mg·mL^{-1}、0.10 mg·mL^{-1}、0.12 mg·mL^{-1}，按紫外 – 分光光度法，在 320 nm 的波长处以 0.01 mol·L^{-1} NaOH 对磷酸盐缓冲液（pH 7.4）的比例为（1:2）的混合液为空白对照测定吸收度。以吸收度对浓度进行线性回归，求得标准曲线方程。

样品的测定：定时取样测定样品的紫外吸收度，通过标准曲线计算出华法林含量。

（2）血浆的分离

离心管加少许固体草酸钾，大鼠眼底取血约 2 mL 至肝素管中，离心 10 min（3 500 r·min^{-1}），分离上层血浆备用。

（3）透析袋的预处理

将透析管剪成适当长度（10～20 cm）的小段，缝扎成袋，浸泡于蒸馏水中。

（4）透析

取血浆 2 mL 和华法林溶液 0.4 mL 于试管中混合，37℃ 静置 1 h 后置于透析袋中，将透析袋放置于 100 mL 的烧杯中，内含磷酸盐缓冲液 67.5 mL，使透析袋内外液体在同一个水平，置磁力搅拌器上搅拌（30 r·min^{-1}），每隔 15 min 取透析液 2 mL，同时补加 2 mL 磷酸盐溶液，加入 1 mL 的 0.01 mol·L^{-1} NaOH，按"2（1）华法林的含量测定"操作，测定华法林的含量。透析装置见图 1 – 19 – 1。

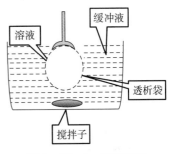

图 1 – 19 – 1　透析装置

（5）蛋白结合率的计算

连续 3 个时间点的药物浓度相等，说明透析已达到平衡，蛋白结合率按下式计算：

$$\beta = \frac{[D_b]}{[D_b]+[D_f]} = \frac{c_p - c_f}{c_p} \qquad (1-19-2)$$

式中 c_f 为透析平衡时游离药物浓度，c_p 为药物蛋白混合液平衡时药物总浓度。

（6）数据处理

计算各样品溶液中华法林的浓度，填入数据记录表（表 1 – 19 – 1）。

表 1 - 19 - 1　华法林的蛋白结合实验数据

时间 t/min	吸光度 A	测得浓度 c/(μg · mL^{-1})	透析液实际浓度 c'/(μg · mL^{-1})
15			
30			
45			
60			
75			
90			
120			

表中，$C' = C \times 1.5$

3. 水杨酸对华法林蛋白结合率的影响

（1）结合率的测定

取血浆 2 mL，华法林溶液 0.2 mL 和水杨酸 0.1 mL 于试管中混合，37 ℃静置 1 h 后置于透析袋中，将透析袋放置于 100 mL 的烧杯中，内含磷酸盐缓冲液 67.5 mL，使透析袋内外液体在一个水平面，置磁力搅拌器上搅拌（30 r · min^{-1}），每隔 15 min 取透析液 2 mL，同时补加 2 mL 磷酸盐缓冲液，加入 1 mL 的 0.01 mol · L^{-1} NaOH，按"2（1）华法林的含量测定"操作，测定华法林的浓度。待透析达到平衡后，按式（1 - 19 - 2）计算华法林的蛋白结合率。

（2）数据处理

计算各样品溶液中华法林的浓度，填入数据记录表（表 1 - 19 - 2）。

表 1 - 19 - 2　水杨酸对华法林蛋白结合率的影响

时间 t/min	吸光度 A	测得浓度 c/(μg · mL^{-1})	透析液实际浓度 c'/(μg · mL^{-1})
15			
30			
45			
60			
75			
90			
120			

表中，$c' = c \times 1.5$

【注意事项】

1. 透析袋应提前一天用蒸馏水浸泡，或者煮沸处理后才可以用，处理时应戴上手套。
2. 透析时应注意控制温度，保持温度在 37 ℃，透析袋中液面应与缓冲液液面持平。
3. 透析时连续 3 个时间点测得的药物浓度相同时即说明透析达到平衡。

【分析思考】

1. 简述药物的蛋白结合对于药物分布过程的重要意义。
2. 举例说明药物发生蛋白竞争结合的原理。
3. 不同的药物透析时间相同吗？

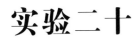

实验二十

磺胺甲噁唑表观油水分配系数对小肠吸收的影响

【实验目的】

1. 掌握表观油水分配系数测定的基本原理和方法。
2. 熟悉大鼠离体翻转肠囊法的基本操作和方法。
3. 了解药物表观油水分配系数对吸收的影响情况。

【实验原理】

消化道主要包括胃、小肠和大肠,小肠包括十二指肠、空肠和回肠。当药物经过消化道时,会遭受 pH、酶、电解质以及表面状况等环境因素的影响,从而影响药物的吸收。

药物胃肠道内吸收与药物的理化性质密切相关,这些性质包括:药物的脂溶性、溶出速度、解离度等。构成消化道上皮细胞膜为类脂膜,通常脂溶性较大的药物容易通过,而脂溶性较小的药物不易透过,难以吸收。对于弱酸弱碱药物而言,不同 pH 条件下,药物的油水分配系数不同。磺胺甲噁唑(SMZ)为弱酸性药物,在 pH 为 4 时吸收最好,pH 增大时吸收速率降低。本实验采用大鼠离体翻转肠囊法,考察不同 pH 条件下 SMZ 的表观油水分配系数对肠吸收速率的影响。

【器材与试剂】

恒流泵、紫外分光光度计、分析天平、恒温水浴、氧气瓶、红外线灯,玻璃插管,移液管,表面皿、试管、注射器、眼科剪刀、眼科镊子、普通中号镊子、小剪刀、手术刀片等。

0.2% 亚硝酸钠、1% 氨基磺酸铵、0.2% 二盐酸萘乙二胺(以上置冰箱保存)、1 mol·L^{-1}盐酸、Krebs–Ringer 缓冲液(pH 4.5、pH 6.0、pH 7.4)、戊巴比妥钠溶液(10 mg·mL^{-1})、SMZ 等。

大鼠,体重约 200 g,实验前禁食 1 夜(自由饮水)。

【实验安排】

1. 供试溶液的配制

SMZ 溶液(10 μg·mL^{-1}):精密称取 SMZ 10 mg(共 3 份),分别加入 pH 4.5、pH 6.0、pH 7.4 的 Krebs-Ringer 缓冲液适量,使溶解(必要时微热),并稀释至 1 000 mL 即得。

2. SMZ 表观油/水分配系数的测定

分别量取上述已配制的 3 种不同 pH 的 SMZ 供试液 3 mL,加入正辛醇 3 mL,密塞,剧烈振摇 20 min。实验前,正辛醇和缓冲液分别用相应的水相和有机相饱和。离心 5 min(3 500 r·min^{-1})后,吸取上层液 1 mL,进行适当稀释,测定 SMZ 浓度,按"4. SMZ 含量测定方法"计算分配系数。

3. 大鼠离体翻转肠囊实验

(1) 大鼠麻醉

取大鼠按 40 mg·kg^{-1}的剂量腹腔注射戊巴比妥钠,仰位固定于固定台上。

（2）翻转肠囊制备

处死大鼠,沿腹部正中线打开腹腔,迅速取出约20 cm空肠段,在Krebs - Ringer缓冲液（pH7.4,37℃,通氧）中将肠段冲洗干净,并分为3段,置于含氧饱和Krebs - Ringer缓冲液的表面皿中,用镊子（或玻棒）小心将肠管翻转使黏膜面朝外,分别结扎成5 cm长的小囊,每个小囊内加入氧饱和的Krebs-Ringer缓冲液（pH7.4）0.5 mL。

（3）药物测定

将肠囊分别放入5 mL pH分别为4.5、6.0、7.4的SMZ供试液试管中,维持37 ℃和持续通氧条件下1.5 h（图1 - 20 - 1）,取2 mL供试液按"4.SMZ含量测定方法"测定SMZ含量。

（4）小肠面积计算

取出肠囊,冲洗后剖开,平铺于坐标纸上,沿肠边缘剪下坐标纸,冲洗后晾干,低温烘干后精密称重。同时剪取10格（10 cm）坐标纸精密称重后,折算成空肠面积（cm^2）。

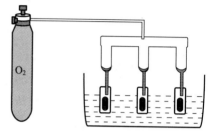

图1 - 20 - 1　大鼠离体翻转囊
实验装置

4. SMZ含量测定方法

（1）标准曲线的制备

精密称取SMZ 10 mg,分别溶解在3种pH（4.5、6.0、7.4）Krebs - Ringer缓冲液中,配制成浓度为20 $\mu g \cdot mL^{-1}$的SMZ储备液。吸取该液0 mL、1 mL、2 mL、3 mL、4 mL和5 mL,稀释至10 mL,得SMZ浓度为0 $\mu g \cdot mL^{-1}$、2 $\mu g \cdot mL^{-1}$、4 $\mu g \cdot mL^{-1}$、6 $\mu g \cdot mL^{-1}$、8 $\mu g \cdot mL^{-1}$、10 $\mu g \cdot mL^{-1}$的标准溶液。分别吸取上述溶液各1 mL,按下述SMZ的检测流程操作使显色,在波长550 nm处测定吸收度,以"吸收度 - 浓度"作图,计算标准曲线方程。

SMZ溶液1.0 mL→加1 $mol \cdot L^{-1}$ HCl 5 mL冰浴摇匀→加0.2% $NaNO_2$ 0.5 mL冰浴摇匀→放置3 min→加1%（NH_4）$_2SO_3$ 0.5 mL摇匀→放置3 min→加0.2%萘乙二胺0.3 mL→摇匀放置20 min→在波长550 nm处测吸收度。

（2）样液中SMZ的测定

分别精密吸取样液各1 mL,按上述方法进行酸化、重氮化、显色等处理,并在波长550 nm处测定吸光度。根据标准曲线计算样液中SMZ浓度。

【数据处理】

1. SMZ的标准曲线

将SMZ标准溶液浓度及相应的吸收度填入表1 - 20 - 1,并按最小二乘法进行线性回归,求标准曲线。

表1 - 20 - 1　不同pH条件下SMZ标准溶液的吸收值

$c/(\mu g \cdot mg^{-1})$	pH 4.5	pH 6.0	pH 7.4
2			
4			
6			
8			
10			

（1）SMZ 标准曲线回归方程（pH 4.5）

回归方程：$c =$

回归系数：$r =$

线性范围：　　～　　$\mu g \cdot mg^{-1}$。

（2）SMZ 标准曲线回归方程（pH 6.0）

回归方程：$c =$

回归系数：$r =$

线性范围：　　～　　$\mu g \cdot mg^{-1}$。

（3）SMZ 标准曲线回归方程（pH 7.4）

回归方程：$c =$

回归系数：$r =$

线性范围：　　～　　$\mu g \cdot mg^{-1}$。

2. SMZ 表观油/水分配系数（$P_{O/W}$）的计算

计算公式为：

$$P_{O/W} = \frac{IC - FC}{FC} \qquad (1-20-1)$$

式中 IC 为最初水溶液中 SMZ 的浓度，FC 为平衡后水层中 SMZ 的浓度。

将 3 种 pH（4.5、6.0、7.4）条件下的 SMZ 表观油/水分配系数的数据填入表 1-20-2。

表 1-20-2　不同 pH 条件下 SMZ 的表观油/水分配系数

pH	4.5	6.0	7.4
$P_{O/W}$			

3. 吸收速率计算

单位时间（h）单位面积（cm^2）的吸收速率 R：

$$R = \frac{X_0 - X_{1.5}}{X_0 \times S \times 1.5} \times 100 \% \qquad (1-20-2)$$

式中 X_0 为零时间点 SMZ 药量，$X_{1.5}$ 为 1.5 h 时 SMZ 剩余量，S 为小肠面积。结果填入表 1-20-3。

表 1-20-3　不同 pH 条件下 SMZ 的吸收率

pH	4.5	6.0	7.4
$R/(h \cdot cm^2)^{-1}$			

4. SMZ 表观油/水分配系数与小肠吸收的关系

将以上所得的数据整理后填入表 1-20-4。

表 1 - 20 - 4　实验数据处理结果

pH	4.5	6.0	7.4
$R/(\text{h}\cdot\text{cm}^2)^{-1}$			
$P_{\text{o/w}}$			

将 R 与 $P_{\text{o/w}}$ 进行线性回归,得回归方程,比较相关系数,判断回归效果。

回归方程:$R=$

回归系数:$r=$

【注意事项】

1. 在翻转肠囊操作过程中,应用镊子(或玻棒)小心将肠管翻转,使黏膜面朝外,以防止肠管破裂;另外,整个过程应尽可能迅速,以保持离体细胞的活性。

2. 腹腔注射时,左手固定动物,右手持注射器,在下腹部外侧将针头刺入皮下,然后以 45°刺入腹腔,注入药液。针头与腹腔的角度不宜太小,否则易进入皮下。

3. 由于小肠存在黏膜皱襞、绒毛以及微绒毛等结构,因此很难测定吸收性黏膜的真实表面积,在大多数情况下,单位表面积的吸收是根据浆膜表面积求得的。

4. SMZ 显色反应需置冰浴中进行,反应过程中需要不断振摇并严格控制反应时间。

【分析思考】

1. 为什么有些药物制剂需做肠吸收实验? 药物小肠吸收实验的目的是什么?

2. 小肠吸收实验有哪些常用方法? 各有何优缺点?

3. 油水分配系数对药物的吸收有何影响?

实验二十一

喹诺酮类对兔体内氨茶碱药动学的影响性实验

【实验目的】

1. 掌握喹诺酮类影响氨茶碱药动学的机制。
2. 熟悉氨茶碱的药动学特点及用双波长分光光度法测定氨茶碱的血药浓度。
3. 了解药酶抑制剂、诱导剂的概念和作用机制及其在药物相互作用中的应用。

【实验原理】

氨茶碱(aminophylline)是常用的治疗支气管哮喘药物,是茶碱与乙二胺的复盐,其药理作用主要来自茶碱,乙二胺使其水溶性增强。其有效血药浓度范围较窄,一般为10～20 $\mu g \cdot mL^{-1}$。氨茶碱在体内分解释放出茶碱而起药效作用,茶碱可被肝细胞色素 P_{450} 同工酶 CYP3A4、CYP1A2 代谢,某些抗菌药物通过影响 P_{450} 同工酶的作用而影响茶碱的代谢,从而使茶碱的血药浓度升高或降低。如某些喹诺酮类药物通过抑制 CYP1A2,而抑制茶碱的 N 位脱甲基化过程,使茶碱清除率下降,从而引起剂量依赖性的茶碱代谢抑制,结果减少了代谢物的尿排泄,增加了母体化合物的清除,使总清除率下降,血药浓度升高,半衰期延长,导致茶碱血药浓度过高,从而使茶碱的心脏毒性及中枢神经系统不良反应发生率增高。

$$\left[\begin{array}{c} H_3C \\ \end{array} \right]_2 \cdot H_2N\!\!-\!\!\!-\!\!NH_2 \cdot 2H_2O$$

氨茶碱的结构

不同喹诺酮类药物对茶碱清除率的影响不同,一般认为,依诺沙星是最强的茶碱抑制剂,其次为环丙沙星、培氟沙星。这一相互作用的程度与氟喹诺酮的剂量呈正相关关系,所以在治疗时尽可能避免两药联用,如确实需要,可适当减少茶碱的剂量,注意监测茶碱的血药浓度,以防毒性反应。或者可用 $N-7-$ 衍生化的茶碱 – 二羟丙茶碱(DDP)和丙羟茶碱(PXP),实验表明,依诺沙星对此两种药物的药代动力学没有显著性差异。

依诺沙星可使茶碱的清除率下降76.8％,血药浓度升高近 2 倍;环丙沙星可使茶碱的清除率下降41.3％,引起中毒,出现恶心、呕吐、震颤、不安、激动、抽搐、心悸等;培氟沙星、诺氟沙星抑制茶碱的代谢,使其血药浓度显著升高,联用茶碱时应监测茶碱类血药浓度和调整茶碱的剂量。

【器材与试剂】

注射器、试管、开口器、紫外分光光度仪、旋涡混合器、高速离心机。

氨茶碱、氯仿、异丙醇、0.1 mol·L⁻¹盐酸、0.1 mol·L⁻¹氢氧化钠、血浆、数学坐标纸1张、半对数坐标纸1张。

大耳家兔4只，雌雄各半，体重(2.1±0.5)kg。

【实验安排】

1. 动物实验部分

家兔4只，分成4组，每组1只。采取自身对照法进行实验。给家兔灌服氟喹诺酮类前由耳缘静脉注射氨茶碱37.5 mg·kg⁻¹。在注射氨茶碱前和注射后0.5 h、1.0 h、2.0 h、4.0 h、6.0 h和8.0 h从对侧耳缘静脉取血各1.5 mL。用双波长分光光度法测定氨茶碱血浆浓度。并计算其药动学参数：消除速率常数(K)、血浆半衰期($t_{1/2}$)、初始浓度(c_0)、表观分布容积(V_d)、清除率(Cl)。此后每组分别

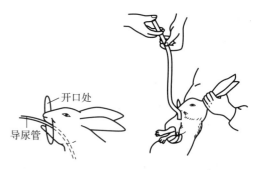

图1-21-1 家兔灌胃给药

给予诺氟沙星、氧氟沙星、依诺沙星和环丙沙星（剂量均为50 mg·kg⁻¹）灌胃（图1-21-1），每日1次，连续6 d后重复氨茶碱实验。记录家兔在灌服4种氟喹诺酮药前后氨茶碱的血浆浓度变化情况及体内氨茶碱的药动学参数变化情况。

2. 氨茶碱血药浓度的测定及动力学参数的计算

（1）氨茶碱标准曲线的绘制

取氨茶碱标准品，精确称量以0.1 mol·L⁻¹NaOH溶液配成0.5 mg·mL⁻¹的标准液。另取试管5只，各加入0.5 mL空白血浆，然后依次加入上述标准液4.0 μL、8.0 μL、12 μL、16 μL、20 μL，各加入0.1 mol·L⁻¹NaOH溶液至4.0 mL，得浓度分别为0.5 μg·mg⁻¹、1.0 μg·mg⁻¹、1.5 μg·mg⁻¹、2.0 μg·mg⁻¹、2.5 μg·mg⁻¹的标准液。按血药浓度测定法处理，然后测定各管在波长274 nm及波长298 nm处的吸收度（以0.1 mol·L⁻¹NaOH溶液作参比）。

（2）血药浓度的测定

取血清样品0.5 mL置试管中，加0.1 mol·L⁻¹盐酸溶液0.2 mL，5%异丙醇氯仿液5 mL，振摇混合，离心(2 500 r·min⁻¹)10 min。吸取氯仿液（下层）4.0 mL置于另一试管中，加入0.1 mol·L⁻¹NaOH溶液4.0 mL，混匀，离心10 min，吸取碱液（上层）3~3.5 mL，用紫外分光光度计，测定碱液在波长274 nm和波长298 nm处的吸收度。

（3）动力学参数的测定

用实验所得数据以半对数坐标纸作图，得血药浓度-时间曲线。按二室模型处理方法，计算药动学参数。

【数据处理】

1. 氨茶碱标准曲线的绘制及回归方程的确定

氨茶碱标准曲线的检测和计算结果填入表1-21-1。

表 1 - 21 - 1   不同标准液下氨茶碱标准溶液的吸收值

试管号	$c/(\mu g \cdot mg^{-1})$	测定波长/nm	
		274	298
1	0.5		
2	1.0		
3	1.5		
4	2.0		
5	2.5		

回归方程:$c =$
回归系数:$r =$
线性范围:　　～　　$\mu g \cdot mg^{-1}$。

2. 氨茶碱的血药浓度

根据回归方程,测定氨茶碱的血药浓度结果,填入表 1 - 21 - 2。

表 1 - 21 - 2   4 种氟喹诺酮类药给药前后家兔氨茶碱血药浓度变化情况($\mu g \cdot mg^{-1}$)

时间/h	诺氟沙星		氧氟沙星		依诺沙星		环丙沙星	
	前	后	前	后	前	后	前	后
0.5								
1								
2								
4								
6								
8								

3. 氨茶碱的药动学参数

根据氨茶碱的血药浓度求算氨茶碱的药动学参数,填入表 1 - 21 - 3。

表 1 - 21 - 3   4 种氟喹诺酮类药给药前后家兔体内氨茶碱的药动学参数

	K/h^{-1}		$t_{1/2}/h$		$c_0/(mg \cdot ml^{-1})$		$V_d/(L \cdot kg^{-1})$		$Cl/(L \cdot h^{-1})$	
	前	后	前	后	前	后	前	后	前	后
诺氟沙星										
氧氟沙星										
依诺沙星										
环丙沙星										

【分析思考】

1. 静脉注射氨茶碱给药,符合药动学中的哪种隔室模型? 如何求算各药动学参数?

2. 双波长分光光度法测定氨茶碱的血药浓度的原理是什么? 测定前,样品该如何处理?

3. 氟喹诺酮类药物如何影响氨茶碱的代谢? 临床联合用药时须注意什么问题?

>>> **第二篇**

··· 药剂学综合实验

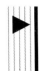 # 实验一

藿香正气水的制备与质量检查

【实验目的】

1. 掌握酊剂的常用制备方法及操作要点。

2. 熟悉酊剂的质量要求。

【实验原理】

浸出制剂是指以中药提取物为原料制备的制剂,如汤剂、合剂与口服液、酊剂、流浸膏剂、浸膏剂、煎膏剂等。

酊剂系指饮片用规定浓度的乙醇提取或溶解而制成的澄明液体制剂,也可用流浸膏稀释制成。供口服,每次剂量一般为 2~5 mL;少数可供外用。酊剂以乙醇为溶剂,含药量较高,服用剂量小,易于保存。酊剂可分为中草药酊剂、化学药物酊剂和中草药与化学药物合制的酊剂三类。中草药酊剂又分为毒剧药材酊剂和其他药材酊剂。

酊剂可用溶解法、稀释法、浸渍法或渗漉法制备,常用方法见图 2-1-1。

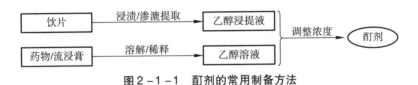

图 2-1-1 酊剂的常用制备方法

1. 溶解法或稀释法

取药物粉末或流浸膏,加规定浓度的乙醇适量,溶解或稀释,静置,必要时滤过,即得。此法适用于化学药物及中药的流浸膏制备酊剂。

2. 浸渍法

取适当粉碎的药材,置有盖容器中,加入溶剂适量,密盖,搅拌或振摇,浸渍 3~5 d 或规定的时间,倾取上清液,再加入溶剂适量,依法浸渍至有效成分充分浸出,合并浸出液,加溶剂至规定量后,静置 24 h,滤过,即得。此法适用于树脂类药材、新鲜及易于膨胀的药材及价格低廉的芳香性药材等制备酊剂。

3. 渗漉法

用溶剂适量渗漉,至漉出液达到规定量后,静置,滤过,即得。此法适用于毒性药、贵重药及不易引起渗漉障碍的饮片制备酊剂。

【器材与试剂】

粉碎机、药筛(20 目、65 目或 60 目)、渗漉筒、铁架台、铁夹、烧杯、脱脂棉。

苍术、陈皮、厚朴(姜制)、白芷、茯苓、大腹皮、生半夏、甘草浸膏、广藿香油、紫苏叶油。

【实验安排】

1. 处方

苍术 160 g、陈皮 160 g、厚朴(姜制)160 g、白芷 240 g、茯苓 240 g、大腹皮 240 g、生半夏 160 g、甘草浸膏 20 g、广藿香油 1.6 mL、紫苏叶油 0.8 mL。

2. 制法

(1) 以上十味,苍术、陈皮、厚朴、白芷分别用 60% 乙醇作溶剂,浸渍 24 h 后进行渗漉,前三种收集初漉液 400 mL,后一种收集初漉液 500 mL,备用;收集续漉液,浓缩后并入初漉液中。

(2) 茯苓加水煮沸后,80 ℃ 热浸 2 次,第 1 次 3 h,第 2 次 2 h,两次滤液合并。

(3) 生半夏用冷水浸泡,每 8 h 换水 1 次,泡至透心后,另加干姜 13.5 g,加水煎煮 2 次,第 1 次 3 h,第 2 次 2 h,合并滤液。

(4) 大腹皮加水煎煮 3 h,取滤液。

(5) 甘草浸膏打碎后水煮化开备用。

(6) 合并上述水煎液,滤过,滤液浓缩至适量。

(7) 广藿香油、紫苏叶油用乙醇适量溶解。

(8) 合并以上溶液,混匀,用乙醇与水适量调整乙醇含量,并使全量成 2 050 mL,静置,滤过,灌装,即得。

3. 质量要求

(1) 性状

本品为深棕色的澄清液体(贮存略有沉淀),味辛、苦。

(2) 检查

1) 乙醇含量测定:

方法一:按照《中国药典》2010 版(一部)附录 IX M 乙醇量测定法测定,应为 40% ~ 50%。

方法二:沸点法测定含醇量。

量取酊剂样品 50 mL,加至附有冷凝管和温度计的蒸馏瓶中,加少量止爆剂,在石棉网上加热,当样品温度升至 60 ~ 70 ℃ 时,缓缓加热至沸腾状态。从样品开始沸腾,经过 5 ~ 10 min,准确测定沸点。按表 2 - 1 - 1 查出样品的含醇量。若环境气压非标准大气压时,应予以校正。校正方法:大气压每相差 2.7 mmHg(1 mmHg = 133.3 Pa)时,沸点相差 0.1 ℃,故高于标准大气压时,减去校正值;反之,低于标准大气压时,则加上校正值。

表 2 - 1 - 1 醇含量(V/V)与沸点对照表(大气压:760 mmHg)

沸点/℃	醇含量/%	沸点/℃	醇含量/%	沸点/℃	醇含量/%	沸点/℃	醇含量/%	沸点/℃	醇含量/%
99.3	1	96.0	5	93.0	9	91.1	13	89.1	17
98.3	2	95.1	6	92.5	10	90.7	14	89.0	18
97.4	3	94.3	7	92.0	11	90.5	15	88.8	19
96.6	4	93.7	8	91.5	12	90.0	16	88.5	20

沸点/℃	醇含量/%	沸点/℃	醇含量/%	沸点/℃	醇含量/%	沸点/℃	醇含量/%	沸点/℃	醇含量/%
88.1	21	84.6	36	82.7	51	81.2	66	79.7	81
87.8	22	84.4	37	82.6	52	81.1	67	79.6	82
87.5	23	84.3	38	82.5	53	81.0	68	79.5	83
87.2	24	84.2	39	82.4	54	80.9	69	79.45	84
87.1	25	84.1	40	82.3	55	80.8	70	79.4	85
86.8	26	86.9	41	82.2	56	80.7	71	79.3	86
86.6	27	83.8	42	82.1	57	80.6	72	79.2	87
86.4	28	83.7	43	82.0	58	80.5	73	79.1	88
86.1	29	83.5	44	81.9	59	80.4	74	79.0	89
85.9	30	83.3	45	81.8	60	80.3	75	78.85	90
85.6	31	83.2	46	81.7	61	80.2	76	78.8	91
85.4	32	83.1	47	81.6	62	80.1	77	78.7	92
85.2	33	83.0	48	81.5	63	80.0	78	78.6	93
85.0	34	82.9	49	81.4	64	79.9	79	78.5	94
84.9	35	82.8	50	81.3	65	79.8	80	78.4	95

2）甲醇量：照《中国药典》2010 版（一部）附录Ⅸ T 甲醇量测定法测定，应符合规定。

3）装量：取供试品 5 支，将内容物分别倒入经校正的干燥量筒内，在室温下检查，每支装量与标示装量相比较，少于标示装量的不得多于 1 支，并不得少于标示装量的 95 %。

【分析思考】

1. 比较药酒、酊剂的异同点。

2. 浸出药剂中哪些剂型需要测定含醇量？

实验二
小建中合剂的制备

【实验目的】

1. 掌握合剂的制备工艺流程及操作要点。
2. 熟悉水蒸气蒸馏法提取中药挥发油的操作。
3. 了解液体制剂灭菌的常用方法。

【实验原理】

中药合剂系指饮片用水或其他溶剂,采用适宜方法提取制成的口服液体制剂。单剂量包装者也称"口服液"。其克服了汤剂临用时制备的麻烦,浓度较高,剂量较小,质量相对稳定,便于服用、携带和贮藏,适合工业生产。

中药合剂的制备工艺流程为:浸提→纯化→浓缩→配液→分装→灭菌。

浸提常选用煎煮法。含有芳香挥发性成分的薄荷、荆芥、菊花、柴胡等饮片,可先用水蒸气蒸馏法(图2-2-1)提取挥发性成分,药渣再与处方中其他药材一起加水煎煮。也可根据药材有效成分的特点,选用不同浓度的乙醇等溶剂,采用渗漉、回流提取等方法浸提。饮片浸提液常用的纯化方法有高速离心法、乙醇沉淀法、絮凝沉淀法等,必要时可有选择地配合使用。

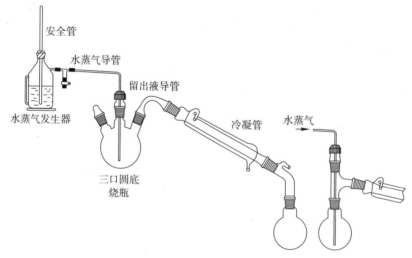

图2-2-1 水蒸气蒸馏装置

相对密度系指在相同的温度、压力条件下,某物质的密度与水的密度之比。除另有规定外,温度为20 ℃。纯物质的相对密度在特定的条件下应为不变的常数。但如物质的纯度不够,则其相对密度的测定值会随着纯度的变化而改变。因此,测定药品的相对密度,可用来检查药品的纯杂程度。测定液体药品的相对密度,一般用比重瓶(图2-2-2)测定;

测定易挥发液体的相对密度,可用韦氏比重秤。用比重瓶测定时的环境(指比重瓶和天平的放置环境)温度应略低于20 ℃或各品种项下规定的温度。

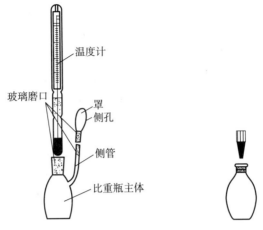

图2-2-2　两种比重瓶

【器材与试剂】

铜质水蒸气发生器、三颈烧瓶、比重瓶、直形冷凝管、牛角管、圆底烧瓶、电热套、不锈钢锅、布氏漏斗、纱布、旋转蒸发仪、渗漉筒、烧杯、玻璃棒。

桂枝、白芍、炙甘草、生姜、大枣、饴糖、苯甲酸钠、乙醇、蒸馏水。

【实验安排】

1. 处方

桂枝111 g、白芍222 g、蜜炙甘草74 g、生姜111 g、大枣111 g。

2. 制法

以上五味,桂枝进行水蒸气蒸馏提取挥发油,蒸馏后的水溶液另器收集;药渣与炙甘草、大枣加水煎煮2次,每次2 h,合并煎液,滤过,滤液与蒸馏后的水溶液合并,浓缩至约560 mL。白芍、生姜按渗漉法,用稀乙醇作溶剂,浸渍24 h后进行渗漉,收集渗漉液,回收乙醇后,与上述药液合并,静置,滤过,另加饴糖370 g,再浓缩至近1 000 mL,加入苯甲酸钠3 g与桂枝挥发油,加水至1 000 mL,搅匀,灌装(每瓶装180 mL),即得。

3. 质量要求

(1) 性状　本品为棕黄色的液体;气微香,味甜、微辛。

(2) 检查

1) 比重瓶法测定相对密度[按《中国药典》2010版(二部)附录Ⅵ A方法]:取洁净、干燥并精密称定重量的比重瓶(如图2-2-2),装满供试品(温度应<20 ℃或各品种项下规定的温度)后,装上温度计(瓶中应无气泡),将其置于20 ℃(或各品种项下规定的温度)的水浴中若干分钟,使内容物的温度达到20 ℃(或各品种项下规定的温度),用滤纸除去溢出侧管的液体,立即盖上罩。然后将比重瓶从水浴中取出,再用滤纸将比重瓶的外壁擦净,精密称定,减去比重瓶的重量,求得供试品的重量后,将供试品倾去,洗净比重瓶,装满新沸过的冷水后,再照上法测得同一温度时水的重量,按下式计算,即得。

$$供试品的相对密度 = \frac{供试品重量}{水重量} \quad (2-2-1)$$

测定结果应不低于1.10。

2）装量检查，应符合规定：取供试品5个（50 mL以上者3个），开启时应注意避免损失，将内容物转移至预经标化的干燥量入式量筒中（量具的大小应使待测体积至少占其额定体积的40%），黏稠液体倾出后，将容器倒置15 min，尽量倾净。2 mL及以下者用预先标化的干燥量入式注射器抽尽。记录每个容器内容物的装量，并求其平均装量，均应符合表2-2-1的有关规定。如有1个容器装量不符合规定，则另取5个（50 mL以上者3个）复试，应全部符合规定。

表2-2-1　小建中合剂的装量规定

标示装量	小建中合剂	
	平均装量	每个容器装量
20 g(mL)以下	不少于标示装量	不少于标示装量的93%
20 g(mL)至50 g(mL)	不少于标示装量	不少于标示装量的95%
50 g(mL)以上	不少于标示装量	不少于标示装量的97%

平均装量与每个容器装量（按标示装量计算的百分率），结果取三位有效数字进行结果判断。

3）微生物限度：按《中国药典》2010版（一部）附录 XⅢ C 微生物限度检查法检查，应符合规定。

【分析思考】

1. 水蒸气蒸馏法有什么优点？

2. 渗漉的基本操作是什么？需要注意哪些问题？

实验三

浸膏粉体的吸湿性与防潮技术

【实验目的】

1. 掌握临界相对湿度在中药制剂的应用,及其测定方法。

2. 熟悉中药浸膏粉易吸潮的原因与因素。

3. 了解常用的防潮技术。

【实验原理】

中药浸膏粉是指中药组方经提取、分离、浓缩、干燥等工艺后所获得的产物,是制备中药片剂、胶囊剂、丸剂等固体制剂的中间物料。中药浸膏粉通常具有较大的吸湿性。一方面,浸膏粉粒之间可以通过机械缠绕、立体效应、静电引力、游离液体、固体桥等作用下相互黏结,使之结块、流动性降低。另一方面,大量吸湿后的浸膏会变软,颜色发生变化,而且发生潮解或霉变,成稠浸膏状,不仅影响制剂的成型,而且影响中药制剂的有效性及安全性。

中药浸膏粉体有强吸湿性的主要原因:中药浸膏粉体复杂的多成分体系中存在大量易吸湿的水溶性成分和亲水性成分或者强吸湿性的杂质。

影响中药浸膏粉体吸湿性的常见因素:浸膏粉体表面性质,如粒径、比表面积、孔隙率等的影响,中药浸膏的制备过程,如干燥方式及浸膏粉末化过程中产生的影响。

中药浸膏粉体的吸湿过程主要分为三步骤:首先是浸膏粉通过表面或毛细管吸收水分,然后浸膏粉中易溶性成分溶出形成了水合物,当吸收的水分足够多时粉体表面发生溶解,粉体之间形成液体桥,从而导致粘连。

中药浸膏粉吸湿的可能性机制包括:①药物中存在能与水分子中极性羟基形成氢键的极性基团,尤其是其中的活性羟基;②水分子与中药浸膏粉体间通过分子间作用力相互吸引,水分子吸附在中药浸膏粉体表面;③通过毛细管吸附作用,水分吸附和储存于粉体的孔隙中;④由于中药浸膏粉中的化学物质通常为无定型态,极易吸湿,从而形成水合物,吸收水分后由无水晶型转变为水合晶型。

中药浸膏的防潮技术可以从中药提取物成分的精制入手,从而控制其吸湿性成分。精制既可以达到减少服用量的目的,又可以减小浸膏的吸湿性。因此,优化提取工艺是防止中药制剂吸湿的第一步。此外,浸膏的干燥方式也会影响其吸湿性。应用制粒技术,中药浸膏制颗粒或微丸后,可以减少表面积,增加流动性,有利于制剂的防潮。粒子的制备方法也会影响其吸湿性。中药提取液用喷雾干燥效率高,适合热敏性成分,所得浸膏粉均匀、细腻、含水量低,溶解性好,但由于比表面积大,也易吸潮,黏性强,易粘连成团,因此需添加适当的赋形剂以降低其引湿性,并利于其制备软材和颗粒。包衣技术的应用可以隔离中药浸膏于水蒸气、光线等的接触,进一步防潮。另外,采用一些新型的防潮包装材料可使药物的稳定性大大提高。

【器材与试剂】

喷雾干燥箱、电子天平、电热恒温鼓风干燥箱、旋转蒸发器。

甘草、微粉硅胶、β-环糊精、可溶性淀粉、明胶、硬脂酸镁。

【实验安排】

1. 选择合适辅料改善中药浸膏吸湿性

（1）甘草提取液的制备

取甘草饮片 100 g，分别加 10 倍量 50% 乙醇提取 2 次，每次 1.5 h，将所得醇提液过滤后经喷雾干燥，得粉末，称重后保存备用。

（2）辅料的选择

1）单一辅料与甘草提取液配伍：分别将微粉硅胶、β-环糊精、可溶性淀粉、明胶、硬脂酸镁 5 种辅料以 10% 的量加入 50% 乙醇提取液中，混匀后经喷雾干燥。

2）含水率的测定：利用烘干法测定 5 种不同辅料处方经喷雾干燥后干粉的含水率。

3）吸湿性的测定：将底部盛有过饱和氯化钠溶液的玻璃干燥器放入 40 ℃ 烘箱中恒温 24 h，此时干燥器内的相对湿度应为 75%。在已恒重的扁型称量瓶底部放入干燥后的浸膏粉，准确称重后置于过饱和氯化钠溶液的干燥器中，在 40 ℃ 的恒温箱中保存，24 h 后吸湿达到平衡，取样称量，按下式计算吸湿百分率：吸湿百分率（%）=（吸湿后重量 - 吸湿前重量）/（吸湿前重量）×100%。

4）流动性考察：将漏斗固定在铁架台上，喷雾后浸膏粉体自漏斗上自由落下，在半径为 r 的圆盘上形成锥体，测定锥体的高度 h，测定休止角，判断其流动性。

5）根据以上结果，综合考虑其吸湿性与流动性，考察选择合适的辅料。

2. ZLPG 喷雾干燥机及其工作原理与工艺流程

（1）喷雾干燥系统（由三部分组成）

1）由空气过滤器、翅片加热器和风机所组成的干燥介质加热和输送系统。

2）由喷雾器和干燥室组成的喷雾干燥器。喷雾干燥器是用喷雾器将稀原料液喷成雾滴分散于热气流中，使水分迅速蒸发而干燥。

3）由旋风分离器和袋滤器等组成的气、固分离系统。

（2）常用的喷雾器

1）压力式喷雾器：用高压泵使原料液在 3 000～20 000 kPa 下通入喷嘴，喷嘴内有旋涡室，原料液在其中高速旋转，然后从 0.25～0.5 mm 的小孔中呈雾状喷出。该喷雾器能耗低，生产能力大，应用广泛，但需高压液泵，喷孔易磨损，需用耐磨材料制造，且不能处理含固体硬颗粒的原料液。

2）离心喷雾器：原料液送入转速为 4 000～20 000 r·min⁻¹、圆周速度为 100～160 m·s⁻¹ 的高速旋转盘的中央，圆盘上有放射形叶片，原料液受离心力的作用而加速，至周边呈雾状甩出。该喷雾器对各种物料均能适用，尤其适用于含有较多固体量的原料液，但转动装置的制造和维修要求较高。

3）气流式喷雾器：用表压为 100～700 kPa 的压缩空气与原料液同时通过喷嘴，原料液被压缩空气分散后呈雾滴喷出。该喷雾器适用于溶液和乳浊液的喷洒，也可处理含有少量固体的原料液。这种喷雾器要消耗压缩空气。

（3）工作原理及工艺流程

湿物料与热空气在干燥器中的流向可分为并流、逆流和混合流等多种方式。其选择决定于物料的性质（黏性、热敏性、干燥及分散的难易）及对产品质量的要求。在设计喷雾器、干燥室和确定两相的流向及实际操作过程中，应尽力避免物料黏附于干燥室的内壁上，以避免影响产品的质量。干燥室的高低决定于干燥时间，并和采用的喷雾器种类有关。

如图2-3-1所示，空气通过空气过滤器和加热装置后，以切线方向进入干燥室顶部的热风分配器，通过热风分配器的热空气均匀地、螺旋式地进入干燥室，同时将料液罐中的料液通过输出料泵送到干燥室顶部的离心喷雾头，料液被雾化为极小的雾状液滴，使料液和热空气接触的表面积大大增加，所以当雾滴与热空气接触后就迅速汽化，干燥为粉末或颗粒产品，干燥后的粉末或颗粒产品落到干燥室的锥体及四壁并滑行至锥底，经负压抽吸进入积料筒，少量细粉随空气进入旋风分离器进行分离，最后废气进入湿式除尘器后排出。

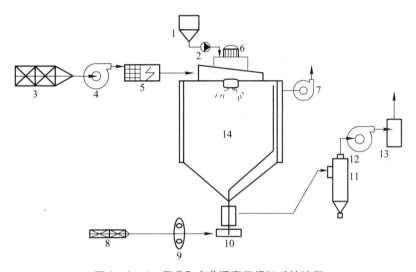

图2-3-1　ZLPG中药浸膏干燥机系统流程

1. 料液罐；　2. 送料泵；　3. 初中效空气过滤器；　4. 送风机；　5. 蒸汽加热；
6. 雾化器；　　7. 冷风机；　8. 初中效空气过滤器；　9. 风泵；　10. 气扫装置；
11. 旋风分离器；　12. 引风机；　13. 水沫除尘器；　14. 干燥塔

【分析思考】

1. 中药浸膏粉的吸湿过程及可能的吸湿机理是什么？
2. 影响中药浸膏粉吸湿性的全要因素有哪些？
3. 采取哪些手段可以预防中药固体制剂的吸潮性？

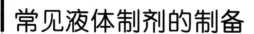

实验四

常见液体制剂的制备

【实验目的】

1. 掌握溶液型、胶体型、混悬型、乳剂型液体制剂的常用制备方法。

2. 掌握增加药物溶解度的方法；熟悉液体制剂中常用的附加剂及其使用方法。

3. 掌握混悬型与乳剂型液体制剂稳定性，了解该类型液体制剂的质量评价方法。

【实验原理】

溶液型液体制剂系指药物以分子或离子状态分散于介质（溶剂）中制成的内服或外用的液体形态的制剂。通常采用溶解法、稀释法和化学反应法制备。在制备溶液型液体制剂时，需采用一些方法以增加药物在溶剂中的溶解度，例如，调节 pH（成盐）、使用增溶剂、助溶剂、潜溶剂等。另外，根据需要还可加入抗氧剂、矫味剂、着色剂、防腐剂等附加剂。

增溶（solubilization）是指某些难溶性药物在表面活性剂作用下，增加其在溶剂中的溶解度并形成 溶液的过程。这种表面活性剂称为增溶剂（solubilizers）。助溶（hydrotropy）是指在难溶性药物和溶剂中，引入第三种物质，使之可与难溶性药物形成可溶性络合物、复盐或缔合物，从而增加该药物在水中的溶解度。具有助溶作用而引入的第三种物质称为助溶剂（hydrotropy agents）。潜溶（cosolvency）是指使用两种或者多种混合溶剂，且各溶剂在某一比例时，药物的溶解度可出现极大值。具有潜溶作用的另一种溶剂称为潜溶剂（cosolvents）。

胶体型液体药剂是指药物以 1 ~ 100 nm 大小的粒子分散在适当的分散介质中制得的均相或者非均相体系。如胶浆剂、涂膜剂等。胶体物质按其与分散介质之间的亲和力及流变性质的不同，可分为亲水胶体和疏水胶体两大类。如高分子溶液，是以单分子状态分散的体系，表现出均相体系的各种特征，是热力学稳定体系；溶胶剂是疏水性物质，以纳米尺度的颗粒形式分散于介质中形成的非均相体系，属于热力学不稳定体系。

高分子溶液的制备首先要经过溶胀过程，使水分子进入高分子化合物分子之间的空隙中，与高分子的亲水基团发生水化作用而使体积膨胀，并且降低了高分子分子间作用力，这一过程称为有限溶胀。直到最后，高分子化合物完全分散进入水中，而形成高分子溶液，这一过程称为无限溶胀。无限溶胀过程常须搅拌或者加热等步骤才能完成。

混悬剂是指难溶性固体药物以微粒状态分散于介质中形成的非均匀的液体制剂。混悬剂属于热力学不稳定体系，所用分散介质大多为水，也可以用植物油。为了增加混悬剂的物理稳定性，制备时常常加入稳定剂，包括助悬剂、润湿剂、絮凝剂和反絮凝剂。助悬剂主要是增加分散介质的黏度，增加微粒的亲水性，防止结晶的转型。使用天然助悬剂应注意防腐。许多疏水性药物如硫黄、甾醇类、阿司匹林等不易被水润湿，加之微粒表面吸附有空气，需要加入润湿剂，增加亲水性，产生较好的分散效果。最常用的润湿剂是 HLB 值在7～11的表面活性剂。制备混悬剂时常需加入絮凝剂,使微粒间的引力和斥力保持一定的平衡,使混悬剂处于絮凝状态,其沉降体积大,不结块,重分散性好,增加了混悬剂的稳定性。

乳剂是指互不相溶的两相液体混合,其中一相以液滴状态分散于另一相中形成的非均匀相的液体分散体系。制得乳剂须有三要素和一个功,即油相、水相、乳化剂,以及搅拌、超声、加热等形式的功。乳化剂类型有表面活性剂、天然乳化剂、固体粉末乳化剂和辅助乳化剂。合理的混合乳化剂通常比单一乳化剂具有更好的乳化作用。

【器材与试剂】

烧杯(50 mL)、量筒(10 mL,100 mL)、电子分析天平、玻璃棒、滤纸、乳钵、电热套。

碘、碘化钾、蔗糖、胃蛋白酶、稀盐酸、甘油、甲酚、软皂、沉降硫黄、硫酸锌、吐温80、樟脑醑、液状石蜡、氢氧化钙、植物油、阿拉伯胶、西黄蓍胶、羟苯乙酯、香精、蒸馏水。

【实验安排】

1. 溶液剂

(1)复方碘溶液

1)处方:

碘	1.25 g
碘化钾	2.5 g
蒸馏水	加至25 mL

2)制备:取碘化钾,加蒸馏水适量,配成浓溶液,再加碘,溶解后,最后添加适量纯化水,使全量,即得。

(2)单糖浆

1)处方:

蔗糖	85 g
蒸馏水	加至100 mL

2)制备:取蒸馏水450 mL,煮沸,加蔗糖,搅拌,溶解后,继续加热至100 ℃,趁热用精制棉滤过,自滤器添加数量蒸馏水至全量,搅匀即得。本品含蔗糖量为85 %(g/mL)或64.74 %(g/g)。相对密度约为1.313(25 ℃),100 mL重量为131.3 g。

2. 胶体型液体药剂

(1)胃蛋白酶合剂

1)处方:

胃蛋白酶	3.0 g
稀盐酸	2.0 mL
甘油	20 mL
蒸馏水	加至100 mL

2)制备:

方法①取处方量2/3 左右的蒸馏水与稀盐酸、甘油混合后,将胃蛋白酶撒于液面上,任其自然膨胀,轻轻搅拌使溶解,再添加蒸馏水至全量,混匀,即得。

方法②取胃蛋白酶和稀盐酸研磨,加蒸馏水溶解后加入甘油,再加水至足量,混匀即得。

（2）煤酚皂溶液

1）处方：

甲酚	50 mL
软皂	50 g
蒸馏水	加至100 mL

2）制法：将甲酚、软皂和适量蒸馏水置温水浴中加热，搅拌使之溶解，添加适量蒸馏水至全量，即得。

3. 混悬剂

复方硫黄洗剂

1）处方：

沉降硫黄	1.5 g
硫酸锌	1.5 g
吐温80	0.1 mL
樟脑醑	12.5 mL
甘油	2.0 mL
蒸馏水	加至50 mL

2）制备：取硫黄至乳钵中加甘油与吐温80，缓缓加入硫酸锌水溶液，研匀，然后按处方量缓缓加入樟脑醑等其他成分，边加边研，最后加适量蒸馏水至全量即得，观察该洗剂的混悬性能。

4. 乳剂的制备

（1）液状石蜡乳

1）处方：

液状石蜡	12 mL
阿拉伯胶	4.0 g
西黄蓍胶	0.5 g
5%羟苯乙酯溶液	0.1 mL
1%糖精钠溶液	0.003 g
香精	适量
蒸馏水	加至30 mL

2）制备（干胶法）：将阿拉伯胶与西黄蓍胶粉至干燥乳钵中，加入液状石蜡，稍加研磨，使胶粉分散后，加水8 mL，不断研磨至发出"噼啪"声，形成浓厚的乳状液，即成初乳。再加入羟苯乙酯醇溶液、糖精钠、香精及适量的蒸馏水，研匀，即得。

（2）石灰搽剂

1）处方：

氢氧化钙溶液	10 mL
花生油	10 mL

2）制备（新生皂法）：取 $Ca(OH)_2$ 溶液与花生油置瓶中，加盖振摇至乳剂生成。

【注意事项】

1. 碘在水中的溶解度为 1:2 950,碘化钾作为助溶剂可以与碘生成易溶于水的络合物。制备时应先加入碘化钾,溶解后再投入难溶性碘。溶解碘化钾时所用的蒸馏水为处方量的 50% ~ 80%,既能溶解碘化钾,又能使碘化钾具有较高的浓度,利于碘的溶解。碘化钾的加入还可以使碘稳定从而不易挥发,并减少其刺激性。碘溶液是氧化剂,注意不得与木塞、橡皮塞及金属塞接触。实验所得样品应统一回收。

2. 单糖浆浓度较高、黏度较大,应趁热过滤。也可以使用加压或者减压装置,完成过滤工序。

3. 胃蛋白酶易吸潮,称取时宜操作迅速。胃蛋白酶在 pH 1.5 ~ 2.0 时活性最强,但盐酸的量若超过 0.5% 时,会破坏其活性,更不可直接将其加至未经稀释的盐酸中。处方中的甘油具有保持胃蛋白酶活力和调味的作用。

4. 甲酚皂溶液的制备原理是采用钾肥皂增溶作用,使在水中溶解度小(1:50)的甲酚增溶至 50%,故该溶液是钾肥皂的缔合胶体溶液。

5. 硫黄有升华硫、精制硫和沉降硫三种,其中沉降硫颗粒最细。硫黄是疏水性很强的物质,不易被水润湿,且表面吸附有空气,可以加入甘油,起到润湿作用。加入甘油后充分研磨,使其吸附于微粒表面,增加亲水性。

6. 樟脑醑是樟脑的醇溶液,加入樟脑醑时,应以细流慢慢地加入至水中,并急速搅拌,防止樟脑因溶剂的骤然改变而析出大颗粒。

7. 液状石蜡乳是 O/W 型乳剂,在制备初乳时,添加的水量不足或加水过慢时,易形成黏性较大的 W/O 型初乳,且难以转变成 O/W 型乳剂,而且形成后易破裂。初乳中若加水量过多,因外相水液黏度较低,不能将油较好的分散成油滴,制成的乳剂也不稳定。故操作上应遵守用干胶法制备初乳的要求,所需用水一次加入。

8. 搽剂系指药物用乙醇、油或适宜的溶剂制成的溶液、乳状液或混悬液,供无破损皮肤揉擦用的液体制剂。石灰搽剂是 W/O 型乳剂,其乳化剂是钙离子与花生油中的游离脂肪酸经皂化反应所生成的钙皂。

【分析思考】

1. 分析本实验中各处方中各组分的作用。

2. 乳化剂有几类?每类在乳剂中的作用是什么?

3. 简述亲水胶体的溶胀过程。

4. 混悬剂的常见处方组成?常见的稳定剂包括哪几类?

实验五
乳剂性能测定与质量考察

【实验目的】
1. 掌握乳剂的稳定性考察方法。
2. 熟悉乳剂所需 HLB 值测定方法。
3. 了解口服乳剂质量评价内容。

【实验原理】
乳剂可分为水包油(O/W)型和油包水(W/O)型,常采用稀释法和染色镜检法鉴别。

乳浊液是一种动力学及热力学均不稳定的分散体系,故处方中除分散相和连续相以外,还需加入乳化剂使之稳定,一般需在一定的机械力作用下进行分散。

乳化剂的稳定机理可能是由于在分散液滴表面形成单分子膜、多分子膜、固体粉末膜等界面膜,降低了界面张力,防止液滴相遇时发生的合并。

小量制备乳剂时,可采用在乳钵中研磨或在瓶中振摇等方法;大量生产乳剂时,采用搅拌机、乳匀机或胶体磨来制得。一般根据处方中的油相乳化所需 HLB 值来选择乳化剂,必要时选择 2 种以上混合的乳化剂。只有当选用的乳化剂 HLB 值符合油乳化所需 HLB 值时,制得的乳剂才较稳定。

口服乳剂的稳定性考察重点包括性状、含量、分层现象及有关物质等内容。

【器材与试剂】
显微镜、带塞量筒(25 mL)、胶头滴管、乳钵、离心机。

液状石蜡乳、石灰搽剂、液状石蜡、吐温 80、司盘 80、苏丹红、亚甲蓝。

【实验安排】
1. 乳剂类型的鉴别

本实验根据乳剂的内外相(水相或油相)水溶性的不同进行判断。

(1) 稀释法

取试管 2 支,分别加入液状石蜡乳和石灰搽剂 1 滴,再加入蒸馏水约 5 mL,振摇数次,观察乳剂与蒸馏水的混合情况,判断乳剂类型。能与水均匀混合的为 O/W 型乳剂;反之,则为 W/O 型乳剂。

(2) 染色镜检法

将液状石蜡乳和石灰搽剂分别涂在载玻片上,用苏丹红溶液(油溶性燃料)和亚甲蓝溶液(水溶性染料)各染色一次,然后在显微镜下观察并判断乳剂类型。若连续相(外相)为蓝色的为 O/W 型乳剂;反之,为 W/O 型乳剂。

2. 液状石蜡乳化所需 HLB 值的测定

(1) 处方组成见表 2 - 5 - 1。

表 2 - 5 - 1　液状石蜡乳的 5 种处方组成

处方号	1	2	3	4	5
液状石蜡/mL	8	8	8	8	8
吐温 80/g	0.3	0.6	0.9	1.3	1.6
司盘 80/g	1.5	1.2	0.9	0.5	0.2
蒸馏水加至/mL	25	25	25	25	25

注:$HLB_{吐温80} = 15$;$HLB_{司盘80} = 4.3$

按表中所列处方用量配制 5 种含不同 HLB 值混合乳化剂的液状石蜡乳。

(2) 制备

按表中各处方用量,分别将液状石蜡、吐温 80 和司盘 80 置干燥乳钵中,研匀后,边加蒸馏水边研磨,至所需的蒸馏水加完为止。然后分别转移至具塞量筒中,经 5 min、10 min、30 min、60 min 后,分别测量其水层高度,判断哪一处方比较稳定(水层高度低者稳定性好)。根据观察结果计算液状石蜡乳所需的最接近的 HLB 值。

3. 乳剂分层现象观察

将上述制得的液状石蜡乳置于 10 mL 离心管中,以 4 000 r·min⁻¹ 离心 15 min,观察其分层情况。将较稳定的乳剂置 10 mL 离心管中,在半径为 10 cm 的离心机中以 3 750 r·min⁻¹ 速度离心 5 h,观察结果,从而预计其放置 1 年的自然分层效果。

【注意事项】

1. 口服乳剂应呈均匀的乳白色,以半径为 10 cm 的离心机 4 000 r·min⁻¹ 的转速(约 1 800 g)离心 15 min,不应有分层现象。

2. 测定液状石蜡乳化所需 HLB 值的方法,是将两种或者两种以上已知 HLB 值的乳化剂按不同重量比例,配成具有不同 HLB 值的混合乳化剂。再与液状石蜡制备成一系列乳剂,在室温条件下或者采用加速试验的方法观察乳剂的乳析速度。稳定性最佳的乳剂所用混合乳化剂的 HLB 值,即为液状石蜡乳化所需的 HLB 值。

【分析思考】

1. 乳剂的不稳定因素有哪些?

2. 如何判断乳剂的类型?

3. 如何进行口服乳剂的稳定性考察试验?

实验六

W/O/W 型利福平复乳的制备与质量考察

【实验目的】

1. 熟悉复乳的特点、类型及其乳化剂的使用。

2. 熟悉二步法制备复乳的方法。

3. 熟悉影响复乳的因素及增加复乳稳定性的方法。

【实验原理】

复乳也称二级乳,是由初乳(一级乳)进一步乳化而成的复合型乳剂,复乳乳滴粒径一般在 50 μm 以下,属热力学不稳定体系。

1. 复乳的特点

复乳具有两层或多层液体乳膜结构,故可更有效地控制药物的扩散速率,因此药物制成复乳后,可以达到缓释或控释效果,起到"药库"的作用;复乳在体内具有淋巴系统的定向作用,选择性分布于肝、肺、肾、脾等单核巨噬细胞系统较丰富的器官中;复乳中的小油滴与癌细胞有较强的亲和力,可成为良好的靶向给药系统;复乳也可以避免药物在胃肠道中失活,增加药物的稳定性,或作药物超剂量或误服引起中毒的解毒系统。复乳可以口服,也可以注射,通常外水相的 W/O/W 型复乳可用于口服、肌内注射或静脉注射,而外油相的 O/W/O 型复乳只用于肌内、皮下或腹腔注射。

2. 复乳的类型

W/O/W 依次叫内水相、油相和外水相,内外水相的组成可以相同,称为二组分二级乳,也有 O/W/O 型的二组分二级乳。若组成不同,如 $W_1/O/W_2$ 或 $O_1/W/O_2$,则称为三组分二级乳。目前研究较多的是 W/O/W 型复乳。

利福平(rifampin)是临床上主要用于治疗各型结核病的首选药物,目前市售产品有片剂和胶囊剂,但该药物稳定性较差。因此将利福平研制成 W/O/W 型复乳,以增加其稳定性和体内吸收,降低副作用。

【器材与试剂】

高压乳匀机(进口)、磁力恒温搅拌器、S-52 紫外分光光度计、80-2 离心机、马尔文粒度测定仪 MASTERSIZER 2000(英国马尔文公司)、生物显微镜(ALPHAPHOT-2、YS-H)。

利福平原料(药用,A 型)、液状石蜡、茶油(注射级)、明胶(药用,A 型)、吐温 80(Tween 80)、司盘 80(Span 80)、泊洛沙姆 188(Poloxamer 188),均为药用。

【实验安排】

1. 利福平复乳的制备

(1)处方

1) W/O 型初乳

利福平   30.2 mg

液状石蜡	9.2 g
茶油	2.0 g
司盘 80 + 吐温 80	(2.07 + 0.39)g
明胶	0.31 g
水	10.2 g

2) W/O/W 型复乳

泊洛沙姆 188	0.4 g
司盘 80 + 吐温 80	(1.33 + 1.04)g
水	22.2 g

(2)制备工艺(二步法)

1) W/O 型初乳的制备:按处方将油相茶油(含主药)和内水相分别置水浴中加热至 65 ℃,在搅拌下缓缓将水相加至相同温度的含有初乳化剂(司盘 80 + 吐温 80)的油相中,经磁力搅拌得 W/O 型初乳。

2) W/O/W 型复乳的制备:将含有复乳化剂(司盘 80 + 吐温 80/泊洛沙姆 188)的外水相加热至 65 ℃,在搅拌下将未冷却的 W/O 型初乳缓缓加入外水相中,边加边搅拌,经磁力搅拌制得 W/O/W 型复乳,最后通过乳匀机乳化即得。

2. 复乳的质量考察

(1)含量测定

1) 标准曲线绘制:精密称取利福平对照品 25.0 mg,置 100 mL 棕色容量瓶中,加入甲醇并稀释配制成 50.0 μg·mL^{-1} 的对照品溶液,分别用甲醇稀释至 2.0 μg·mL^{-1}、4.0 μg·mL^{-1}、6.0 μg·mL^{-1}、8.0 μg·mL^{-1}、10.0 μg·mL^{-1}、12.0 μg·mL^{-1} 和 14.0 μg·mL^{-1} 的对照品溶液,在(254 ± 2) nm 波长处测定吸收度 Ai。以配制浓度 – 吸收度($c \sim A$)进行线性回归,得标准曲线方程。数据填于表 2 – 6 – 1 中。

2) 含量测定方法:精密称取复乳 4 g,置于 25.0 mL 棕色容量瓶中,加入甲醇适量,涡流或超声振荡,使乳剂充分分散,待主药完全溶解后,用甲醇稀释至刻度,摇匀置冰浴中静置 2 h 以上,取上层液离心 15 min(3 000 r·min^{-1}),精密吸取上层液 1 mL 置 25 mL 棕色容量瓶中,加甲醇稀释至刻度,摇匀,在(254 ± 2) nm 波长处测定吸收度 Ai',数据填于表 2 – 6 – 2 中。

(2)复乳的粒径测定及复乳稳定性的考察

另取复乳 8 g,用新沸放冷的蒸馏水 1 000 mL 稀释,采用马尔文粒径测定仪进行粒径测定。比较表 2 – 6 – 3 中不同处方的不同载药量对复乳粒径和粒径分布图形变化;另观察复乳外观,考察不同载药量复乳稳定性(如均匀性、细腻度、稠度和分层程度)的区别。

(3)复乳的显微观察

取复乳适量涂在显微载玻片上,用生物显微镜仔细观察其形态,记录复乳的图形。

3. 实验数据处理

(1)标准曲线

将上述对照品溶液测得的浓度(c)与吸收度(A)进行线性回归,既得标准曲线方程为:

$$c = \qquad (r = \qquad),\text{线性范围}: \qquad \text{μg·mL}^{-1}$$

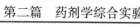

表 2 - 6 - 1 利福平标准曲线数据

质量浓度 $c/(\mu g \cdot mL^{-1})$	c_1	c_2	c_3	c_4	c_5	c_6	c_7
吸收度 A_i							

（2）含量测定

表 2 - 6 - 2 利福平复乳含量测定结果

W_i/g	A_i'	标示量/%	平均值	RSD/%
①				
②				
③				

（3）复乳的粒径及稳定性测定

表 2 - 6 - 3 载药量对复乳粒径及稳定性的影响

载药量/%	观察结果	体积平均径/μm	$d_{0.5}$/μm	$d_{0.9}$/μm
0.065				
0.1				
0.2				

注:$d_{0.5}$表示样品中的粒子平均粒度有50%处于这个范围;$d_{0.9}$表示样品中的粒子平均粒度有90%处于这个范围

【注意事项】

1. 利福平为鲜红色或者暗红色结晶性粉末,在甲醇中溶解,在水中几乎不溶解,本品对光不稳定,因其水溶液易氧化损失效价,制备复乳或进行含量测定时候要避光且快速操作。

2. W/O/W 型复乳处方设计的关键是选择乳化剂,W/O 初乳的 HLB 值为 4 ~ 6,由司盘 80 + 吐温 80 组成的乳化剂 I,混合 HLB 值为 6 时初乳最稳定;外水相乳化剂由司盘 80 + 吐温 80 + 泊洛沙姆 188 组成乳化剂 II,其混合 HLB 值为 12.1(一般 HLB 值为 11 ~ 15)。

3. 复乳是热力学不稳定体系,提高复乳稳定性的措施主要有:可在内外水相中加入高分子材料作稳定剂。本实验是在内水相中加入亲水性高分子,如适量 0.5 % 明胶溶液,可增强油水界面膜的机械强度;也可在外水相中加入 PVP 溶液、RC 型微晶纤维素(MCC),使复乳的黏度增大,降低复乳乳滴膜的流动性,减小 W/O/W 型复乳的分层,以增加复乳的稳定性。

【分析思考】

1. 复乳在药剂学上的应用有哪些?

2. 影响复乳成乳的因素有哪些?

3. 影响乳剂释药特性与靶向性的因素有哪些?

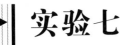

实验七

维生素 C 注射液的处方设计与制备

【实验目的】

1. 掌握溶液型注射剂的制备方法及工艺过程中的操作要点。
2. 掌握易氧化药物稳定性的基本方法。
3. 熟悉注射剂成品质量检查标准和检查方法,了解影响成品的因素。
4. 熟悉无菌与灭菌制剂工艺中的关键操作。

【实验原理】

注射剂系指药物与适宜的分散介质制成的供注入人体内的溶液、乳状液或悬液及供临床前配制或稀释成溶液或混悬液的浓溶液或粉末的无菌制剂。

注射剂的生产车间设计必须符合现行《药品生产质量管理规范》的要求。注射剂的生产过程包括原材料和容器的前处理、称量、配制、过滤、灌封、灭菌、质量检查、包装等步骤。

注射剂的质量要求:无菌、无热源、澄明度合格、使用安全、无毒性、无刺激性;稳定性合格,即在贮存期内稳定有效。注射剂的 pH,一般控制在 4~9 范围内;凡大容量静脉注射或滴注的输液,还应调节渗透压与血浆等渗或接近等渗。

维生素 C(Vitamin C)又称抗坏血酸,用于防治维生素 C 缺乏病(又称坏血病)、促进创伤及骨折的愈合、预防冠心病等,临床应用十分广泛。维生素 C 在干燥状态下较稳定,但在潮湿状态或溶液中,其分子结构中的烯二醇结构易氧化,生成黄色双酮化合物,虽仍有药效,但会迅速进一步氧化、断裂、生产一系列有色的无效物质。氧化反应式如下:

$$\underset{\substack{\text{HO} \quad \text{OH}}}{\overset{\substack{\text{OH}\\ \text{CHCH}_2\text{OH}}}{\text{O}}} \quad \underset{[\text{H}]}{\overset{[\text{O}]}{\rightleftarrows}} \quad \underset{\substack{\text{O} \quad \text{O}}}{\overset{\substack{\text{OH}\\ \text{CHCH}_2\text{OH}}}{\text{O}}} \quad \xrightarrow[\text{OH}^-]{\text{H}_2\text{O}}$$

$$\underset{\text{O}}{\overset{\text{O}}{\text{O}}}\underset{\substack{\text{C—OH}\\ \text{HCOH——CH}_2\text{OH}\\ \text{CH——OH}}}{} \quad \xrightarrow{[\text{O}]} \quad \underset{\substack{\text{HO}}}{\overset{\substack{\text{COOH}\\ \text{H—C—OH}\\ \text{—C—OH}\\ \text{CH}_2\text{OH}}}{}} \quad + \quad \overset{\substack{\text{COOH}}}{\underset{\text{COOH}}{}}$$

溶液的 pH、氧、重金属离子和温度对维生素 C 的氧化均有影响。针对维生素 C 溶液易氧化的特点,在注射液处方设计中应重点考虑如何延缓药物的氧化分解,通常采取如下措施。

1. 除氧,尽量减少药物与空气的接触,如在配液与灌封中通入惰性气体,常用高纯度的氮气或二氧化碳。

2. 处方中加入抗氧剂。

3. 调节溶液 pH 在药物最稳定 pH 范围内。

4. 处方中加金属离子络合物。金属离子对维生素 C 的氧化反应有强烈的催化作用，例如，当溶液中含有 $0.000\,2\ mol\cdot L^{-1}$ 铜离子时，其氧化速度可以增大至 10^4 倍，故常用依地酸二钠 EDTA – 2Na 络合金属离子，以提高其稳定性。

【器材与试剂】

烧杯、量筒、电子分析天平、布氏漏斗、曲颈易折安瓿(2 mL)、pH 计、灌注器、熔封设备、电热套、微孔滤膜、过滤器、水浴锅、澄明度检测仪。

维生素 C(注射用规格)、碳酸氢钠(注射用规格)、焦亚硫酸钠(注射用规格)、依地酸二钠(注射用规格)、二氧化碳、注射用水、钢瓶、亚甲蓝、硫酸铜、针用活性炭。

【实验安排】

1. 处方

维生素 C	52 g
碳酸氢钠	24.2 g
焦亚硫酸钠	2.0 g
依地酸二钠	0.5 g
注射用水	加至 1 000 mL

2. 制备

(1) 原辅料质检与投料计算

供注射用的原料药与辅料必须经检验到达注射用原料标准才能使用。按处方计算投料量，如注射剂灭菌后含量下降，应酌情增加投料量。

(2) 空安瓿的处理

空安瓿→锯口→圆口→灌水→热处理→洗涤→烘干(灭菌)

(3) 注射剂的配制

量取处方量80 %的注射用水，通二氧化碳至饱和，加依地酸二钠、维生素 C，使溶解。分次缓慢地加入碳酸氢钠，搅拌使其溶解，加焦亚硫酸钠，搅拌均匀，调节药液 pH 为 5.8 ~ 6.2。

补加二氧化碳饱和的注射用水至足量，再用 0.22 μm 的微孔滤膜精滤。检查滤液可见异物。

(4) 灌注与熔封

将过滤合格的药液，立即灌装于 2 mL 安瓿中，通二氧化碳于安瓿上部。注意按要求装量准确，药液不沾安瓿颈壁。随灌随封，熔封后的安瓿顶部应圆滑、无尖头、鼓泡或凹陷现象。

(5) 灭菌与检漏

将灌封好的安瓿用100 ℃流通蒸气灭菌15 min。灭菌完毕立即将安瓿放入1 %亚甲蓝溶液中，剔除变色安瓿，将合格安瓿洗净、擦干，供质量检查。

3. 质量检查

(1) pH

应为5.0 ~ 7.0(按《中国药典》2010 版(二部)附录 VI H 检查方法进行)。

（2）颜色

按《中国药典》2010 版（二部）附录Ⅳ A 项下检查方法进行。

（3）可见异物（澄明度）检查

按《中国药典》2010 版（二部）附录Ⅸ H 项下检查方法进行。

（4）热源

按《中国药典》2010 版（二部）附录Ⅺ D 项下方法进行。

（5）含量测定

应为标示量的 93.0% ~ 107.0%。

（6）其他

按《中国药典》2010 版（二部）注射剂通则项下检查。

【分析思考】

1. 分析影响注射剂可见异物的因素。

2. 用碳酸氢钠调节维生素 C 注射剂的 pH，应注意什么问题？为什么？

3. 影响易氧化药物降解的因素有哪些？如何防止？

4. 制备维生素 C 注射剂为什么要通入二氧化碳？还可以用哪种气体？

5. 根据维生素 C 性质试设计与实验处方不同的注射液处方。

实验八

维生素 C 注射液的稳定性加速试验

【实验目的】

1. 掌握应用化学动力学方法预测药物稳定性的原理。

2. 掌握应用恒温加速试验法预测维生素 C 注射液贮存期的方法。

【实验原理】

在研究制剂的稳定性以确定其有效期(或贮存期)时,室温留样考察法虽然结果可靠,但所需时间较长(一般考察 2～3 年),而加速试验法(如恒温加速试验法等)可以在较短的时间内对有效期或贮存期作出初步估计。

维生素 C 的氧化降解反应已由实验证明为一级反应。一级反应的速率方程为:

$$-dc/dt = kc \tag{2-8-1}$$

式中, $-dc/dt$ 表示维生素 C 浓度减少的瞬时速度; c 表示维生素 C 在瞬间 t 的浓度。

对式(2-8-1)积分,以 c_0 表示反应开始时($t=0$)维生素 C 的浓度,则得:

$$\lg c = \lg c_0 - kt/2.303 \tag{2-8-2}$$

式中, k 为维生素 C 的氧化降解速率常数。

由式(2-8-2)可知,以 $\lg c$ 对 t 作图呈一直线关系,其斜率为 $-k/2.303$,截距为 $\lg c_0$,由斜率可求出速率常数 k 。

反应速率常数 k 和绝对温度 T 之间的关系,可用 Arrhenius 公式表示:

$$k = Ae^{-\frac{E_a}{RT}} \tag{2-8-3}$$

$$或 \quad \lg k = -\frac{E_a}{2303RT} + \lg A \tag{2-8-4}$$

式中, A 为频率因子; E_a 为活化能; R 为气体常数(8.314 J·mol^{-1}·K^{-1})。

由式(2-8-4)可知,以 $\lg k$ 对 $1/T$ 作图呈一条直线,其斜率为 $-E_a/2.303R$,截距为 $\lg A$,由此求出反应活化能 E_a 和频率因子 A 。将 E_a 和 A 再代回式(2-8-4),可求出室温(25 ℃,即 $T=298$)或任何温度下的氧化降解速度和贮存期($t_{0.9}$)。

【器材与试剂】

恒温水浴装置、酸式滴定管(25 mL)、锥形瓶(50～250 mL)等。

维生素 C 注射液(2 mL:0.25 g)、0.1 mol·L^{-1} 碘液、丙酮、稀醋酸、淀粉指示液等。

【实验安排】

1. 试验方法

(1) 放样

将同一批号的维生素 C 注射液样品(2 mL:0.25 g)分别置于 4 个不同温度(如 70 ℃、80 ℃、90 ℃和 100 ℃)的恒温水浴中,间隔一定时间(如 70 ℃间隔为 24 h,80 ℃为 12 h,90 ℃为 6 h,100 ℃为 3 h)取样,每个温度的间隔取样次数均为 5 次。样品取出后,应立即冷却后置冰箱保存,供含量测定。

（2）维生素 C 含量测定方法

精密量取样品液 1 mL,置 150 mL 锥形瓶中,加蒸馏水 15 mL 与丙酮 2 mL,摇匀,放置 5 min,加稀醋酸 4 mL 与淀粉指示液 1 mL,碘液(0.1 mol·L^{-1})滴定,至溶液显蓝色并持续 30 s 不退色。每 1 mL 碘液(0.1 mol·L^{-1})相当于 8.806 mg 的维生素 C($C_6H_8O_6$),分别测定各样品中维生素 C 的含量;同时测定未经加热试验的原样品中维生素 C 含量。记录各样品消耗碘液的毫升数。

2. 实验数据处理

（1）数据整理

由于含量测定所用的为同一种碘液,故不必考虑碘液的精确浓度,只要比较消耗碘液的毫升数即可。将未经加热的样品(表 2-8-1 中时间项为 0)所消耗碘液的毫升数(即初始浓度)作为 100% 相对浓度,加热时间内的样品所消耗碘液的毫升数与其相对,得出各自的相对浓度百分数(C 相%)。实验数据填表 2-8-1。

表 2-8-1　70 ℃恒温加速试验各时间内样品的测定结果

加热时间/min	消耗碘液/mL				C 相%	lg(C 相%)
	1	2	3	平均		
0						
24						
48						
72						
96						
120						

在其他温度下考察的实验数据,均按表(2-8-1)的格式记录并计算。

（2）求 4 种试验温度的维生素 C 氧化降解速率常数($k_{70} \sim k_{100}$)

用回归方法求各温度的 k 值时,先将各加热时间(x)与其相对应的 lg(C 相%)值(y)列于表 2-8-2。

表 2-8-2　加热时间及其相对浓度(%)对数值的回归计算表(70 ℃)

x,加热时间/min	0	24	48	72	96	120
y,lg(C 相%)						

用具有回归功能的计算器或 Excel 软件,将 x 和 y 值回归,直接得出截距,截距和相关系数。

由斜率 b 即可计算出降解速率常数 k,例如在 70 ℃:

$$k_{70} = b \times (-2.303) \qquad (2-8-5)$$

同上,求出各温度的 k 值。

（3）根据 Arrhenius 公式求维生素 C 氧化降解反应的活化能（E_a）和频率因子（A）

将计算求得的降解速率常数 k 和对应温度（T）记录表 2 - 8 - 3。

表 2 - 8 - 3　不同温度下维生素 C 注射液的降解速度常数

T^*/K	343 = 273 + 70	353 = 273 + 80	363 = 273 + 90	373 = 273 + 100
$x', (1/T) \cdot 10^3$	2.915	2.833	2.755	2.681
$y', \lg k$				

注：* $T = 273 + $ 摄氏温度/℃

以 x' 为横坐标、y' 为纵坐标，进行回归计算。计算出直线斜率 b'，截距 a' 和相关系数 r'，故维生素 C 氧化降解活化能为：

$$E_a = -2.303R \times b' \qquad (2-8-6)$$

$$A = 10^{a'} \qquad (2-8-7)$$

式中，R 为气体常数；A 即为直线截距的反对数。

（4）求室温（25 ℃）时的氧化降解速率常数（k_{25}）

根据式（2 - 8 - 4）有：

$$k_{25} = A e^{\dfrac{-E_a}{R \times 298}} \qquad (2-8-8)$$

$$\lg \frac{k_{25}}{k_{70}} = \frac{-E}{2.303R} \left(\frac{1}{298} - \frac{1}{343} \right) \qquad (2-8-9)$$

代入 E_a、A、R 及对应的氧化降解速度常数 k，即可计算 k_{25}。

（5）求室温贮存期 $t_{0.9}$（降解 10 % 所需的时间）

由式（2 - 8 - 9）计算：

$$t_{0.9} = 0.1054/k_{25} \qquad (2-8-10)$$

【分析思考】

1. 制剂稳定性研究的范围是什么？

2. 观察法和加速试验法推测有效期分别有何特点？

3. 经典恒温加速试验法的理论依据是什么？设计实验时考虑哪些步骤及注意点？

实验九

散剂的制备及质量检查

【实验目的】

1. 掌握散剂制备工艺流程及各单元操作要点。
2. 熟悉散剂混合采用的等量递增法和打底套色法。
3. 熟悉《中国药典》2010 版对散剂的质量控制要求。

【实验原理】

1. 散剂系指药物与适宜的辅料经粉碎、均匀混合制成的粉末状制剂,按医疗用途和给药途径可分为内服散剂和外用散剂;散剂的制备工艺流程如图 2 - 9 - 1。

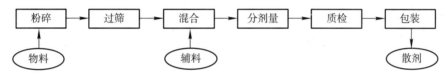

图 2 - 9 - 1 散剂的制备工艺流程

2. 药物的粉碎度与药物的性质、剂型的类型及给药方式等有关。因此,散剂的种类及使用方法不同,对其粉碎度的要求也不同。除另有规定外,一般内服散剂应通过六号筛(100 目),儿科或外科用散剂应通过七号筛(120 目),煮散剂应通过二号筛(24 目),眼用散剂应通过九号筛(200 目)。

3. 混合是制备复方散剂的重要操作步骤。混合的方法有搅拌混合、研磨混合和过筛混合等。而混合的均匀与否将直接影响散剂剂量的准确性、疗效及外观。尤其对毒性药更为重要。而散剂中各组分的比例量、粉碎度、混合时间及混合方法等均影响混合的均匀性。因此,在混合操作时应注意以下几点:

(1)散剂中各组分比例相差悬殊时,应采用等量递增法(配研法)混合均匀,见图 2 - 9 - 2。

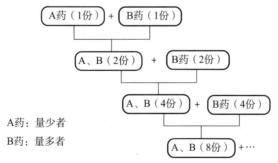

图 2 - 9 - 2 等量递增法示意图

（2）毒性药物应添加一定比例量的稀释剂，制成倍散（或称稀释散）。必要时可加入着色剂和矫味剂。

（3）若处方中含有少量液体组分，如挥发油、流浸膏、酊剂等，一般可先用处方中其他组分吸收，必要时可加适当的吸收剂吸收，如淀粉、蔗糖等，吸收后再与其他组分混合均匀；若含有大量液体组分，则应加热浓缩，除去水分，干燥后再与其他组分混合均匀。

（4）若各组分的密度相差较大时，应将密度小的组分先加入研钵内，再加入密度大的组分进行混合；若组分的色泽相差明显，则一般将色深的组分先加入研钵内，再加入色浅的组分进行混合。

（5）若含共熔组分的散剂，应根据共熔后对药理作用的影响及处方中所含其他固体组分量的多少而定。若共熔后不影响药效或增强其药效，则可先共熔后再与其他固体组分吸附混合。

4. 散剂的质量要求与检查

应按照《中国药典》2010 版（一部）的有关要求，进行外观均匀度、水分、粒度、装量差异等检查。

【器材与试剂】

粉碎机、电热套、研钵、药筛、温度计、圆底烧瓶、电子天平、其他常用玻璃仪器。

薄荷脑、樟脑、氧化锌、硼酸、滑石粉、甘草、朱砂。

【实验安排】

1. 痱子粉

（1）处方

薄荷脑 0.1 g，樟脑 0.1 g，氧化锌 2.0 g，硼酸 2.5 g，滑石粉 12.0 g。

（2）制法

取樟脑、薄荷脑研磨至液化，加适量滑石粉研匀，依次加氧化锌、硼酸研磨。最后按等量递增法加入剩余的滑石粉研匀，过七号筛即得。本品具有吸湿、止痒及收敛作用，用于汗疹、痱子等。

（3）质量要求

1）性状：本品为干燥、疏松的白色粉末。

2）检查：① 均匀度：取供试品适量置光滑纸上，平铺约 5 cm²，将其表面压平，在亮处观察，应呈现均匀的色泽，无花纹、色斑。② 水分：照《中国药典》2010 版（一部）附录水分测定法（甲苯法）测定本品水分含量，不得超过 9.0 %。③ 装量差异：取本品 10 袋分别称定其内容物重量，每袋的重量与标示装量相比较，超出限度不得多于 2 袋，并不得有 1 袋超出限度 1 倍，装量差异限度见表 2 - 9 - 1。④ 微生物限度检查：不得检出大肠埃希菌等致病菌，每克本品细菌数不得超过 10 万个；真菌数不得超过 500 个。

表 2 - 9 - 1　单剂量包装散剂装量差异限度

标示装量/g	装量差异限度/%
0.1 及 0.1 以下	± 15

续表

标示装量/g	装量差异限度/%
0.1 以上至 0.5	±10
0.5 以上至 1.5	±8
1.5 以上至 6.0	±7
6.0 以上	±5

（4）操作要点

1）因薄荷脑和樟脑可形成低共熔混合物,故使之先共熔,再与其他粉末混匀。

2）为保证微生物限度符合规定,制备时先将滑石粉、氧化锌150 ℃干热灭菌 1 h。

3）痱子粉属于含低共熔成分散,制备过程中需用细粉吸收液化的低共熔物。

4）制备过程中需采用等量递增法(配研法),以利于药物细粉混合均匀。

2. 益元散

（1）处方

滑石 30 g、甘草 5 g、朱砂 1.5 g。

（2）制备

1）水飞朱砂成极细粉:取朱砂 5 g,除去杂质,用磁铁吸尽铁屑,研细过九号筛,然后将朱砂粉末倒入乳钵内,加适量水不断研磨,然后稍静置,用皮纸掠去水面的浮沫,再研至极细,用手指沾朱砂,捻之细腻无粗末,在乳钵内注满清水,搅动,使细粉悬浮,上层的混悬液倾入另一容器中,留下的粗末,再研再飞,直至出现不能研细的粗粒(残渣或杂质)时为止,混悬液静置沉降后,去掉清水,沉淀物取出干燥,研细即得。

2）滑石、甘草各粉碎成细粉。

3）将少量滑石粉放于研钵内先行研磨,以饱和研钵的表面能。再称取朱砂极细粉 1.5 g 置于研钵中,逐渐加入等容积滑石粉研匀,倒出。取甘草置研钵中,再加入上述混合物研匀。按每包 3 g 分包。

本散剂清暑利湿。用于感受暑湿,身热心烦,口渴喜饮,小便短赤。

（3）操作要点

"水飞法"操作见图 2 - 9 - 3。

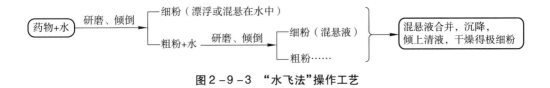

图 2 - 9 - 3 "水飞法"操作工艺

（4）质量要求

1）性状:本品为浅红色粉末;味甜,手捻有润滑感。

2）定性鉴别:显微鉴别,观察本品显微特征。薄层色谱鉴别本品中的甘草次酸。

3）检查：①水分：照《中国药典》2010版（一部）附录 Ⅸ H 水分测定法（烘干法）测定本品水分含量，不得超过9.0 ％。②粒度：取本品适量，照《中国药典》2010年版（一部）附录 Ⅺ B 粒度测定法第二法（单筛分法）测定，通过六号筛的粉末重量，不得少于95 ％。③装量差异：取本品10袋，分别称定每袋内容物的重量，每袋装量与标示装量相比较，超出装量差异限度的不得多于2袋，并不得有1袋超出限度1倍，装量差异限度见表2－9－1。④微生物限度检查：不得检出大肠埃希菌等致病菌，每克本品细菌数不得超过10万个；真菌数不得超过500个。

4）含量测定：采用铁铵矾指示剂法（Volhard法）测定本品中硫化汞（HgS）的含量。

（5）制剂评注

1）方中滑石粉清热解暑，利尿通淋。朱砂清心镇惊，甘草调和诸药，缓解毒性。三药合用清热利湿。

2）朱砂主要含有硫化汞，含量达96％。常夹杂雄黄、磷灰石等。药理学研究表明：朱砂具有镇静、催眠、抗惊厥、抑制生育作用。朱砂有毒，不宜过量服用，也不能持续服用。肝肾功能异常者慎用。入药只宜生用，忌火煅。内服，只入丸、散剂。每次0.1～0.5 g。外用适量。

3）方中朱砂质重色深，且有毒量少，而滑石粉色浅、量大，宜采用打底套色法混合。

【分析思考】

1. 等量递增法的原则是什么？

2. 什么是共熔？常见的共熔组分有哪些？

3. 散剂中如含有少量挥发性液体及含有酊剂、流浸膏时应分别如何处理？

实验十

山楂泡腾颗粒剂的制备

【实验目的】

1. 掌握中药浸出制剂提取方法及颗粒剂的制备工艺。

2. 熟悉颗粒剂的常规质量要求。

3. 了解颗粒剂制备中常用辅料的性质和应用。

【实验原理】

颗粒剂系指药物与适宜的辅料配合制成具有一定粒度的颗粒状制剂,分为可溶颗粒、混悬颗粒和泡腾颗粒,其中可溶颗粒又可分为水溶颗粒和酒溶颗粒。中药颗粒剂是在中药汤剂和干糖浆等剂型的基础上发展起来的新剂型。

泡腾性颗粒剂是利用有机酸与弱碱遇水作用产生二氧化碳气体,使药液产生气泡呈泡腾状态的一种颗粒剂。由于酸、碱中和反应产生二氧化碳,使颗粒快速崩散,具速溶性。同时二氧化碳溶于水后呈酸性,能刺激味蕾,因而可达到矫味的作用,若再配有甜味剂和芳香剂,可以得到碳酸饮料的风味。常用作泡腾崩解剂的有机酸为枸橼酸、酒石酸等,弱碱常用碳酸氢钠、碳酸钠等。

中药泡腾颗粒剂的工艺包括有效成分提取、精制、浓缩、制颗粒、干燥、包装。其中制粒分为两步,一部分加碱制颗粒,另外一部分加酸制颗粒,再混匀。制颗粒是制备颗粒剂的关键技术,直接影响颗粒产品的质量,常用制颗粒的方法有挤出制粒法、快速搅拌制粒法、流化喷雾制粒法、干法制粒等。泡腾颗粒剂制备工艺如图 2 – 10 – 1。

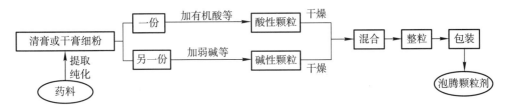

图 2 – 10 – 1 泡腾颗粒剂的制备工艺流程

【器材与试剂】

电热套或电磁炉、烧杯 500 mL、60 目筛、12 目筛、烘箱。

山楂、陈皮、枸橼酸、碳酸氢钠、香精、白砂糖粉。

【实验安排】

1. 处方

山楂 300 g、陈皮 50 g、枸橼酸 250 g、碳酸氢钠 250 g、香精适量、糖粉 2 500 g。

2. 制法

将山楂、陈皮粉碎,水煎煮 2 次,第 1 次 1 h,第 2 次 0.5 h,过滤,滤液浓缩成 40 mL 备用。将白砂糖烤干,粉碎,过60目筛,取糖粉62.5 g,加入碳酸氢钠,混匀,蒸馏水喷雾润湿,以12目筛制粒,70 ℃左右干燥,整粒(60目筛去细粉,14目筛整粒)。将剩余的62.5 g白砂糖粉加入山楂、陈皮浓缩液,混合均匀(如太干,可喷适量蒸馏水)。以12目筛制粒,70 ℃左右干燥,整粒。将上述两种干燥颗粒合并,用喷雾法加入香精,再加入枸橼酸混匀,过12目筛,分装于袋内,每袋30 g。

该制剂理气、健脾,助消化及清凉解渴。适用于夏季高温作业时防暑,解渴,食欲减退,消化不良及高热病人当饮料用。也可当清凉汽水。

3. 质量要求

(1) 外观

干燥,颗粒均匀,色泽一致,无吸潮、结块、潮解等现象。

(2) 溶化性

取供试品3袋,分别置盛有200 mL水的烧杯中,水温为15~25 ℃,应迅速产生气体而呈泡腾状态,5 min内颗粒均应完全分解或溶解在水中。

(3) 水分

照《中国药典》2010版(一部)附录 IX H水分测定法测定,颗粒剂含水分不得过6.0%。

(4) 装量差异

取山楂泡腾颗粒10袋,分别称定每袋内容物的重量,每袋装量与标示装量相比较,按表2-10-1中的规定,超出装量差异限度的不得多于2袋,并不得有1袋超出限度1倍。

表2-10-1 单剂量分装颗粒剂装量差异限度表

标示装量/g	装量差异限度/%
1.0及1.0以下	±10
1.0~1.5	±8
1.5~6	±7
6以上	±5

【分析思考】

1. 制备泡腾颗粒剂的要点是什么?

2. 常用的制颗粒方法有哪些?各有什么特点?

3. 颗粒剂有哪些质量要求?影响成品质量的因素有哪些?

4. 结合实验谈谈制软材与湿颗粒的体会。

实验十一

阿司匹林片剂的制备

【实验目的】

1. 掌握片剂的处方组成及湿法制粒压片的基本工艺流程。

2. 掌握片剂质量检查方法。

3. 了解单冲压片机的基本构造、使用方法。

【实验原理】

片剂系指药物与适宜的辅料均匀压制而成的圆片状或异形片状的固体制剂。通常片剂的制备方法包括湿法制粒压片、干法制粒压片和粉末直接压片,其中应用较广泛的是湿法制粒压片,其适用于湿热稳定的药物。湿法制粒工艺流程见图 2 - 11 - 1。

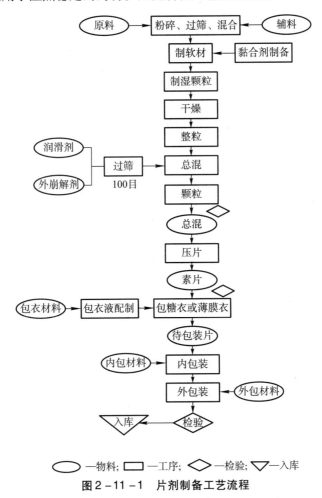

图 2 - 11 - 1　片剂制备工艺流程

119

片剂中加入的辅料,根据其加工功能和附加功能,可分为稀释剂(增加片剂重量和体积,便于片剂成型和分剂量)、崩解剂(使片子在胃内崩解成颗粒)、黏合剂(黏合粉末成颗粒,制备湿颗粒/软材)、稳定剂(增加药物的稳定性)、阻滞剂(用于缓控释片剂)、润滑剂(减少摩擦和黏冲,使片子光洁)等。

目前常用的压片机有碰撞式单冲压片机和旋转式多冲压片机。

片剂质量检查项目主要为:片剂的外观,应完整光洁,色泽均匀且有适宜的硬度,以免在包装储存过程中发生碎片;片剂的重量差异和崩解时限;有的片剂中国药典还规定检查含量均匀度和溶出度。

【器材与试剂】

单冲压片机(图2-11-2)、烘箱、电子天平、乳钵、搪瓷盘、不锈钢筛网(40目,80目)、尼龙筛网(16目,18目)、冲头(9.5 mm)

阿司匹林(乙酰水杨酸)、淀粉、酒石酸、滑石粉、蒸馏水等。

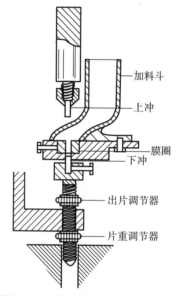

图2-11-2　单冲压片机主要构造

【实验安排】

1. 阿司匹林片剂的制备

(1) 处方(100片用量)

阿司匹林	30 g
淀粉	2.0 g
酒石酸	0.2 g
10%淀粉浆	适量
淀粉(外加)	1.0 g
滑石粉	1.5 g

(2) 制法

1) 制备黏合剂:称取淀粉,酒石酸溶于适量蒸馏水中,加热糊化供制备10%淀粉浆。

糊化法有冲浆法和煮浆法。

2）湿颗粒的制备:取阿司匹林研磨均匀成粉(过80目筛),称取处方量与淀粉混匀,加适量10％淀粉浆制成软材(少量多次),使之手握成团,触之即散。用手掌压过,过16目筛,制粒,湿颗粒于50~60 ℃烘箱干燥25~35 min后,过16目筛,整粒。

3）压片:将上述颗粒与滑石粉和外加淀粉混匀后压片。

2. 单冲压片机的安装与调试

目前,常用的压片机有撞击式单冲压片机和旋转式多冲压片机。单冲压片机主要部件有冲模、饲料器、出片调节器、片重调节器和压力调节器等。

单冲压片机基本结构,安装和调试过程如下:

（1）先安装下冲头,旋紧下冲固定螺丝,旋动片重调节器,使下冲在较低的部位。再将模圈装进模板,旋紧模圈固定螺丝,然后将模板固定在机座上(整个装拆过程切勿碰撞而损坏冲头)。

（2）调节出片调节器,使下冲头上升到恰与模圈相齐平,再装上冲并旋紧上冲固定螺丝,转动压力调节器,使上冲处在压力较低的部位,缓慢地用手摇转压片机的转轮,使上冲逐渐下降,观察其是否正好在冲模的中心位置。如不在中心位置,应缓慢上升上冲头(不得将上冲头强制地冲入模孔,更不应使上下冲相撞),稍微松动一点模板固定螺丝,装好饲料靴和加料斗,并加入颗粒。

（3）用手转动转轮,感到不易转动时,不得用力硬转,应调节压力调节器,使之适当增加或减小压力。称其平均片重,调节片重调节器,使压出的片重符合要求,同时调节压力调节器,使压出的片剂有一定的硬度。

（4）开动电动机进行试压,检查片重和崩解时间,达到要求后方可正式电动压片。

压片机有一定转向,不得反向运转,否则将会损坏机件。单冲压片机压制的片剂硬度不高,切忌为提高硬度而盲目增加压力。在过高压力下,压力调节中心活动螺杆很容易弯曲损坏。

压片机的冲模由上冲、下冲和模圈构成。冲头有平冲和弧冲。冲的直径有多种规格,可根据所压药片的重量来选择,见表2-11-1。

表2-11-1 常用片剂片重及冲直径

片重/mg	50	100	150	200	300	500
冲直径/mm	5~6.5	7	8	8.5	10.5	12

压片完毕,用毛刷刷去药粉,用废纱头揩拭机件,使压片机干燥清洁,最后加好润滑油。下次使用前仍应用手缓缓转动转轮,仔细观察压片机是否有故障,当一切正常后,方可开启使用。

3. 质量检查

（1）外观性状

片剂表面应色泽均匀、光洁,无杂斑,无异物。

（2）重量差异

取药片20片,精密称定总重量,求得平均片重后,再分别精密称定各片的重量。将每片重量与平均片重比较(凡无含量测定的片剂,每片重量应与标示片重比较),超出重量差异限度的药片不得多于 2 片,并不得有 1 片超出限度的 1 倍。片剂的重量差异限度见表 2 − 11 − 2。

表 2 − 11 − 2　片剂的平均重量及其差异限度

片剂的平均重量/g	重量差异限度/%
0.3 以下	±7.5
0.3 或 0.3 以上	±5

（3）硬度检查

片剂的硬度与其储运后外形的完整性有关,生产厂家一般均将硬度作为片剂的内控指标之一。

1）手工检查法:取一药片,置于中指和食指间,用拇指以适当的压力挤压片子,不应立即分裂,否则表示此片剂硬度不足。

2）用片剂硬度测试仪测定:使用前,仪器须放置平稳,防止振动。挤压探头与测试平台之间的间隙要清理干净,以免影响仪器精度。使用过程中切勿使用钢刷清理仪器,以免损伤仪器。待药片破碎,读取数值,共测定 3 ~ 6 片,取其平均值。一般认为,普通片剂的硬度在 50 N 以上为好。

（4）脆碎度检查

本法用于检查非包衣片的脆碎情况及其他物理强度,如压碎强度等。

1）仪器装置:内径约为 286 mm,深度为 39 mm,内壁抛光,一边可打开的透明耐磨塑料圆筒。筒内有一自中心轴套向外壁延伸的弧形隔片[内径为(80 ± 1)mm,内弧表面与轴套外壁相切],使圆筒转动时,片剂产生滚动(图 2 − 11 − 3)。圆筒固定于同轴的水平转轴上,转轴与电动机相连,转速为(25 ± 1)r · min^{-1},设定实验时间为 4 min,则片剂滚动的总次数为 100 次。每转动 1 圈,片剂滚动或滑动至筒壁或其他片剂上。

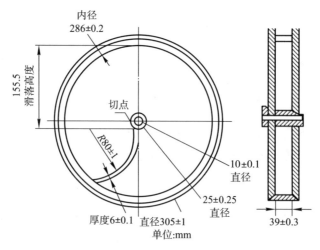

图 2 − 11 − 3　片剂脆碎度检查仪

2）检查法：重为 0.65 g 或以下者取若干片，使其总重约为 6.5 g；片重大于 0.65 g 者取 10 片。用吹风机吹去脱落的粉末，精密称重，置圆筒中，转动 100 次。取出，同法除去粉末，精密称重，减失重量不得过 1%，且不得检出断裂、龟裂及粉碎的片。本实验一般仅作 1 次。如减失重量超过 1% 时，应复检 2 次，3 次的平均减失重量不得过 1%，并不得检出断裂、龟裂及粉碎的片。

如供试品的形状或大小使片剂在圆筒中形成不规则滚动时，可调节圆筒的底座，使与桌面成约 10°的角，试验时片剂不再聚集，能顺利下落。

对于形状或大小在圆筒中形成严重不规则滚动或特殊工艺生产的片剂，不适于本法检查，可不进行脆碎度检查。

对易吸水的制剂，操作时应注意防止吸湿（通常控制相对湿度小于 40%）。

（5）崩解度检查

崩解系指口服固体制剂在规定条件下全部崩解溶散或成碎粒，除不溶性包衣材料或破碎的胶囊壳外，应全部通过筛网。如有少量不能通过筛网，但已软化或轻质上漂且无硬心者，可作符合规定论。凡规定检查溶出度、释放度、融变时限或分散均匀性的制剂，不再进行崩解时限检查。

1）仪器装置：采用升降式崩解仪，主要结构为一能升降的金属支架与下端镶有筛网的吊篮，并附有挡板。

升降的金属支架上下移动距离为（55±2）mm，往返频率为每分钟 30~32 次。

① 吊篮：玻璃管 6 根，管长（77.5±2.5）mm，内径 21.5 mm，壁厚 2 mm；透明塑料板 2 块，直径 90 mm，厚 6 mm，板面有 6 个孔，孔径 26 mm；不锈钢板 1 块（放在上面一块塑料板上），直径 90 mm，厚 1 mm，板面有 6 个孔，孔径 22 mm；不锈钢丝筛网 1 张（放在下面一块塑料板下），直径 90 mm，筛孔内径 2.0 mm；以及不锈钢轴 1 根（固定在上面一块塑料板与不锈钢板上），长 80 mm。将上述玻璃管 6 根垂直置于 2 块塑料板的孔中，并用 3 只螺丝将不锈钢板、塑料板和不锈钢丝筛网固定，即得（图 2-11-4）。

② 挡板：为一平整光滑的透明塑料块，相对密度 1.18~1.20，直径（20.7±0.15）mm，厚（9.5±0.15）mm；挡板共有 5 个孔，孔径 2 mm，中央 1 个孔，其余 4 个孔距中心 6 mm，各孔间距相等；挡板侧边有 4 个等距离的 V 形槽，V 形槽上端宽 9.5 mm，深 2.55 mm，底部开口处的宽与深度均为 1.6 mm（图 2-11-5）。

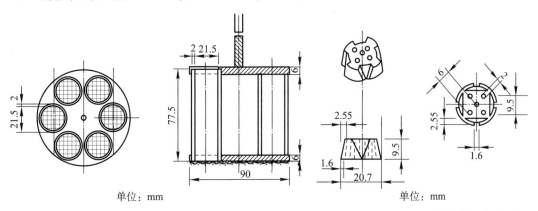

单位：mm

单位：mm

图 2-11-4　升降式崩解仪吊篮结构　　　　图 2-11-5　升降式崩解仪挡板结构

2）检查法：将吊篮通过上端的不锈钢轴悬挂于金属支架上，浸入 1 000 mL 烧杯中，并调节吊篮位置使其下降时筛网距烧杯底部 25 mm，烧杯内盛有温度为（37±0.5）℃ 的水，调节水位高度使吊篮上升时筛网在水面下 15 mm 处。

取供试品 6 片，分别置上述吊篮的玻璃管中，启动崩解仪进行检查，各片均应在 15 min 内全部崩解。如有 1 片不能完全崩解，应另取 6 片复试，均应符合规定。

【注意事项】

1. 阿司匹林在湿、热条件下易水解成水杨酸和醋酸，增加对胃肠黏膜的刺激。故在淀粉浆中加入酒石酸，以形成酸性环境，减少阿司匹林的降解。也可采用乙醇或 2% ~ 5% 的羟丙基甲基纤维素（hydroxypropyl methyl cellulose，HPMC）的醇溶液作为黏合剂，以提高其稳定性。

2. 硬脂酸镁和硬脂酸钙可以促进阿司匹林的水解，故用滑石粉作为润滑剂。

3. 黏合剂用量要恰当，使软材达到手握成团、触之即散，而又不成粉状为度。再将软材挤压过筛，制成所需大小的颗粒，颗粒应以无长条、无块状和无过多细粉为宜。

4. 此片剂的干燥稳定宜控制在 50 ~ 60 ℃，以防高温对药物的不稳定影响。

5. 硬度测试前，检查指针是否在零位。硬度测试完毕，指针应回到零位，以免定力弹簧疲劳和损伤。

【分析思考】

1. 对湿热不稳定的药物进行片剂处方设计时应该考虑哪些问题？

2. 简述单冲压片机和旋转压片机的异同。

3. 药物压片过程中容易出现哪些质量问题？如何解决？

4. 润滑剂有哪几类？在片剂制备应用中各有哪些特点？

5. 普通片剂的质量检查项目有哪些？具体要求是什么？

实验十二

阿司匹林片剂溶出度的检查

【实验目的】

1. 掌握 Noyes-Whitney 方程的药剂学意义及应用。
2. 熟悉溶出度仪器的基本构造和正确使用方法。
3. 熟悉溶出度测定的基本操作和数据处理方法。

【实验原理】

固体制剂口服给药后,药物的吸收取决于药物由制剂中释放、生理条件下药物的溶出度或溶解作用,以及药物在胃肠道的生物膜的渗透性。

溶出度系指在规定溶剂中药物从片剂或胶囊剂等固体制剂溶出的速度和程度。释放度系指药物从缓释制剂、控释制剂、肠溶制剂及透皮贴剂等在规定溶剂中释放的速度和程度。溶出度是评价药物质量的一个内在指标,是一种模拟口服固体制剂在胃肠道中崩解和溶出的体外实验方法,作为制剂质量控制的一种手段,其目的是使不同厂家生产的同一品种或同一厂家生产的不同批号的药片达到一定程度上的生物等价,该试验能有效的区分同一种药物生物利用度的差异。

对许多药物来说,其吸收量通常与该药物从剂型中溶出量成正比。固体剂型的溶出过程可用 Noyes – Whitney 方程表示:

$$dc/dt = kS(c_s - c) = DS(c_s - c)/Vh \qquad (2-12-1)$$

式中,dc/dt 为溶出速率;D 为溶质在介质内扩散系数;V 为溶出介质体积;h 为扩散层厚度;S 为固体药物的表面积;c_s 为药物的溶解度;c 为 t 时溶解浓度。在一定条件下,药物溶出速率数:$k = D/Vh$。当溶出药物迅速吸收,即 $c_s \gg c$ 时,Noyes – Whitney 方程可简化为:$dc/dt = K_s c_s$。

影响溶出速率的主要因素有药物粒径、粒子表面积、溶解度、溶出介质浓度梯度 $(c_s - c)/h$。故常将药物微粉化以增加药物的表面积来增加溶解度,从而提高吸收速率。减少固体药物粒径方法主要有微粉化、制成固体分散剂和环糊精包合物等。

对难溶性药物而言,溶解是其主要过程,故崩解时限往往不能作为判断难溶性药物制剂的吸收指标。中国药典规定,凡检查溶出度的制剂,不再进行崩解时限的检查。溶解度小的药物,其体内吸收通常受其溶出速度的影响。溶出速度除与药物的晶型、粒径大小有关外,还与制剂的生产工艺、辅料、贮存条件等有关。

为了模拟体内环境,溶出度试验的温度一般在 37 ℃。溶出介质的选择必须满足漏槽条件,即到达溶出终点,溶液中的药物浓度应远远低于其饱和浓度。一般释放介质的体积为药物饱和溶液所需介质体积的 3~7 倍。一般溶出介质的体积为 500 mL、900 mL 和 1 000 mL。

由于溶出度的重要性,中国药典和许多其他国家药典对口服固体制剂的溶出度及其测定方法有明确的规定。中国药典的溶出度测定分为转篮法、浆法以及小杯法。

溶出度研究试验主要包括以下内容:①溶出介质的选择。②溶出介质体积的选择。③溶出方法(转篮法和浆法等)的选择。④转速的选择。⑤溶出度测定方法的验证。⑥溶出度均一性试验(批内)。⑦重现性试验(批间)。⑧药物体内外相关性等。

【器材与试剂】

溶出度测定仪、电子天平、紫外分光光度计、移液管、量筒、容量瓶、微孔滤膜。

阿司匹林片、浓盐酸、氢氧化钠、蒸馏水。

【实验安排】

采用转篮法测定阿司匹林片在人工胃液中的溶出度。

1. 仪器装置

(1) 转篮

分篮体与篮轴两部分,均为不锈钢或其他惰性材料(所用材料不应有吸附作用或干扰试验中供试品活性药物成分的测定)制成。篮体 A 由方孔网制成,呈圆柱形,上下两端都有封边。篮轴 B 的末端连一圆盘,作为转篮的盖;盖上有一通气孔;盖边系 2 层,上层直径与转篮外径相同,下层直径与转篮内径相同;盖上的 3 个弹簧片与中心呈 120°。

(2) 溶出杯

由硬质玻璃或其他惰性材料制成的透明或棕色的、底部为半球形的 1 000 mL 杯状容器,溶出杯配有适宜的盖子,防止在试验过程中溶出介质的蒸发;盖上有适当的孔,中心孔为篮轴的位置,其他孔供取样或测量温度用。溶出杯置恒温水浴中或其他适当的加热装置。

(3) 篮轴

篮轴与电动机相连,由速度调节装置控制电动机的转速,使篮轴的转速在各品种项下规定转速的 ±4 % 范围之内。运转时整套装置应保持平稳,均不能产生明显的晃动或振动(包括装置所处的环境)。转篮旋转时,篮轴与溶出杯的垂直轴在任一点的偏离均不得大于 2 mm,转篮下缘的摆动幅度不得偏离轴心 1.0 mm。

2. 测定法

测定前,应对仪器装置进行必要的调试,使转篮底部距溶出杯的内底部(25 ± 2) mm。分别量取经脱气处理的溶出介质,置各溶出杯内,实际量取的体积与规定体积的偏差应不超过 ±1 %,待溶出介质的温度恒定在(37 ± 0.5) ℃后,取供试品 6 片,分别投入 6 个干燥的转篮内,将转篮降入溶出杯中,注意供试品表面上不能有气泡,按各品种项下规定的转速启动仪器,计时;至规定的取样时间(实际取样时间与规定时间的差异不得过 ±2 %),吸取溶出液适量[取样位置应在转篮顶端至液面的中点,距溶出杯内壁不小于 10 mm 处;须多次取样时,所量取溶出介质的体积之和应在溶出介质的 1 % 之内,如超过总体积的 1 %,则应及时补充相同体积的温度为(37 ± 0.5) ℃的溶出介质,或在计算时加以校正],立即用适当的微孔滤膜滤过,自取样至滤过应在 30 s 内完成。取澄清滤液,照该品种项下规定的方法测定,计算每片的溶出量。

本实验通过累积溶出百分数来计算溶出速率参数 K。

首先测定片剂 100 % 溶出时的紫外吸收值 A_0:取阿司匹林片 20 片,精密称定,计算出平均片重(W_0),将药片研细,再精密称取相当于 W_0 的量,置 1 000 mL 量瓶中,加入人工胃液($0.1\ mol\cdot L^{-1}HCl$,9 mL 浓盐酸→1 000 mL 水)适量,摇匀,置 37 ℃ 水浴上使溶解完全,冷至室温,加人工胃液至刻度,摇匀,吸取 5 mL,过滤,精密吸取滤液 1 mL 置于 10 mL 量瓶中,加入 $1\ mol\cdot L^{-1}NaOH$ 5 mL,摇匀,静置 30 min,加蒸馏水至刻度,摇匀,于 S – 52 型紫外分光光度计 303 nm 处测定吸光度,得 A_0。

溶出仪预热,使水浴温度达到 37 ℃,并调整好转篮位置。配制 1 000 mL 人工胃液,放入溶出杯中,预热,其中一份用于补液。精密称定一粒药片,记录片重为 W',投入转篮内,转速 100 r·min^{-1},立即开始计时,于 5 min、10 min、15 min、30 min、45 min、60 min 定时取样,每次取样 5 mL,并同时补入同温的释放介质 5 mL,将样品用 0.8 μm 微孔滤膜过滤,滤器需用空气针先前检漏,过滤时取续滤液滴入试管内,用移液管取 1 mL 滤液置 10 mL 量瓶中,加入 $1\ mol\cdot L^{-1}NaOH$ 5 mL,摇匀,静置 30 min,加蒸馏水至刻度,摇匀,于 S – 52 型紫外分光光度计 303 nm 处测定吸光度,得 A_i。

由平均片重 W_0,100 % 溶出时的吸收度 A_0,各组片重 W',可得出各组片 100 % 溶出时的吸收度 $A' = (W'/W_0)\times A_0$

$$累计溶出百分数\ D_i = (A_i/A')\times 100\ \%$$
$$残留待溶百分数\ D_u = 100\ \% - D_i$$

画图:$D_i \sim t$

$\ln(D_u) \sim t$,该直线的斜率即为溶出速率参数 K。

以上计算结果填入表 2 – 12 – 1 中。

表 2 – 12 – 1　阿司匹林片溶出速率测定数据

取样时间/min	5	10	15	30	45	60
吸收度 A_i						
累计溶出百分数 D_i/%						
残留待溶出百分数 D_u/%						
$\ln(D_u)$						

【分析思考】

1. 叙述 Noyes-Whitney 方程,并阐述改善药物溶出度的方法有哪些?
2. 什么是漏槽条件? 为什么要满足漏槽条件?
3. 溶出度试验数据一般用什么方法处理?
4. 固体制剂的溶出定测定结果合格后,是否仍需做深解度实验? 为什么?
5. 实验中加入 NaOH 溶液的目的是什么? 其原理是什么?

实验十三

阿司匹林肠溶片的制备与质量检查

【实验目的】

1. 熟悉肠溶薄膜衣材料的组成及其特性。

2. 掌握薄膜包衣的基本操作。

3. 掌握肠溶片的质量控制方法。

4. 了解包衣机的基本构造、使用方法。

【实验原理】

片剂包括普通素片、包衣片(糖衣片、薄膜衣片、肠溶衣片)、泡腾片、咀嚼片、分散片、缓释片、控释片、多层片、微丸片、口崩片、舌下片、含片、贴片等。

片剂制备要点如下:

(1) 原料药与辅料应混合均匀。含量小的药物可根据药物的性质采用等量递加法使药物分散均匀。

(2) 凡预热易分解的药物,在制片的过程中应避免受热分解;凡具有挥发性的药物,可采用空白颗粒法制备。

(3) 凡具有不良嗅味、刺激性、易潮解或遇光易变质的药物,制成片剂后,可包糖衣或薄膜衣;对一些经胃肠道被破坏、对胃有较强的刺激性或为治疗结肠部位疾病需在肠内释放的药物,制成片剂后应包肠溶衣。为减少某些药物的毒副作用,减少用药频率,避免或减少血浓峰谷现象,提高患者的顺应性并提高药物疗效和安全性,可制成缓释、控释制剂。

将片剂包衣可以避光、防潮;可以掩盖药物不良气味;可以隔离药物配伍禁忌成分;可以提高制剂美观、提高识别度、可以提高流动性、可以改变药物释放位置及速度等。糖包衣具有包衣时间长,辅料用量多,防潮性差等缺点。薄膜衣与糖衣相比具有生产周期短、效率高、片重增加少(一般增加 3 % ~5 %)、崩解速度快、包衣过程可实行自动化等特点。

肠溶包衣一般采用肠溶性高分子成膜材料,此种片剂在胃液中不溶,肠液中溶解。肠溶衣片的崩解度检查应先在盐酸溶液中检查 2 h,每片均不得有裂缝、崩解或软化现象;然后将吊篮取出,用少量水洗涤后,每管加入挡板 1 块,再在磷酸盐缓冲液(pH 6.8)中进行检查,1 h 内应全部崩解。

【器材与试剂】

电子天平、单冲压片机、包衣机、乳钵(中号)、喷枪、空气压缩机、烘箱、电吹风、搪瓷盘、不锈钢筛网(40 目,80 目)、尼龙筛网(16 目,18 目)、冲头(5.5 mm 浅凹冲)、溶出度测定仪(小杯装置一套)、崩解度测定仪、S - 52 型紫外分光光度计、分析电子天平、量筒(1 000 mL,250 mL)、微孔滤膜(25 mm × 0.8 μm)、滤器、取样器等。

阿司匹林(粒状结晶)、微晶纤维素、羟丙甲纤维素、酒石酸、滑石粉、钛白粉、Ⅱ号丙烯酸树脂、邻苯二甲酸二乙酯、蓖麻油、柠檬黄、吐温 80。0.1 mol · L⁻¹ HCl 溶液、pH 6.8 磷酸盐缓冲液。

【实验安排】

1. 阿司匹林片芯的制备

（1）处方　见表 2-13-1。

表 2-13-1　阿司匹林片芯处方

原料	每片用量/mg	500 片用量/g
阿司匹林	25.0	12.5
淀粉	36.0	18.0
微晶纤维素	30.0	15.0
羧甲基淀粉钠	5.0	2.5
酒石酸（或枸橼酸）	0.8	0.4
2% HPMC 醇水液	适量	适量
4% 滑石	适量	适量

（2）制法

将阿司匹林（80 目）与淀粉、微晶纤维素、羧甲基淀粉钠用 40 目不锈钢筛混合均匀。加入预先配好的 2% HPMC 醇水液（内含酒石酸或枸橼酸）制成软材，通过 18 目尼龙筛制粒，湿颗粒于 50~60 ℃烘箱干燥 0.5~1 h，干燥粒过 18 目筛整粒，加入滑石粉充分混匀后压片（用 5.5 mm 浅凹冲模压片）。

2. 包衣片的制备

（1）包衣处方

丙烯酸树脂Ⅱ号	10.0 g
邻苯二甲酸二乙酯	2.0 g
蓖麻油	4.0 g
吐温 80	2.0 g
滑石粉（120 目）	3.0 g
钛白粉（120 目）	适量
柠檬黄	适量
85% 乙醇	加至 200 mL

（2）制法

将包衣材料用 85% 乙醇溶液浸泡过夜并溶解。加入邻苯二甲酸二乙酯、蓖麻油和吐温 80 研磨均匀，另将其他成分加入上述包衣液研磨均匀，即得。

（3）包衣操作

将步骤 1 制得的阿司匹林片芯置包衣锅内，片床温度控制在 40~50 ℃，转速为 30~40 r·min⁻¹，将配制好的包衣溶液用喷枪连续喷雾于转动的片子表面，随时根据片子表面干湿情况，调控片子温度和喷雾速度，控制包衣溶液的喷雾速度和溶媒挥发速度相平衡，即以片面不太干也不太潮湿为度。一旦发现片子较湿(滚动迟缓),即停止喷雾,以防粘连,待片子干燥后再继续喷雾,使包衣片增重为 4 % ~ 5 %。将包衣的肠溶衣片,置 30 ~ 40 ℃烘箱干燥 3 ~ 4 h。

3. 肠溶片崩解度测定

按照《中国药典》2010 版崩解时限检查法操作。测定时,除另有规定外,取样品 6 片,分别置于吊篮的玻璃管中,启动崩解仪进行检查。肠溶片现在盐酸溶液(9→1 000)中检查 2 h,每片均不得有裂缝、崩解或软化现象;将吊篮取出,用少量水洗涤后,没管各加入挡板一块,再按上述方法在磷酸盐缓冲液(pH 6.8)中进行检查,1 h 内应全部崩解。如有 1 片不能完全崩解,应另取 6 片复试,均应符合规定。

4. 肠溶片释放度测定

按《中国药典》2010 版溶出度测定法中第三法(即小杯法)操作,测定阿司匹林肠溶片在适宜介质中的释放度。将实验测得数据经 Excel 进行处理,绘制溶出度曲线,求出溶出速度常数 K_r,T_{50}(溶出 50 % 所需时间),T_d(溶出 63.2 % 所需时间),α,β。

(1) A 值的测定

取阿司匹林肠溶片 20 片,精密称定,计算平均片重。将药片研细,再精密称取相当于平均片重的量,置 250 mL 容量瓶,加入 pH 6.8 磷酸盐的缓冲液适量,摇匀,置 37 ℃水浴加热至完全溶解,冷至室温,加入 pH 6.8 磷酸盐缓冲液至刻度,摇匀,于 S – 52 型紫外分光光度计(265 ±2 nm)波长处测定吸收度 A。

(2) 样品的测定

取本品 6 片,参照释放度测定法《中国药典》(2010 版),采用溶出度测定法第三法装置,以 0.1 mol·L^{-1} 盐酸溶液 250 mL 为溶液,转速 60 r·min^{-1},依法操作,经 120 min 时,取溶液 10 mL 滤过,作为供试品溶液 1。然后转换 37 ℃和 pH 6.8 磷酸盐缓冲液 250 mL 作为释放介质,继续溶出,分别在 5 min、10 min、15 min、20 min、25 min、30 min、45 min 和 60 min,取溶液 5 mL 滤过,作为供试品溶液 2。取供试品溶液 1,以 0.1 mol·L^{-1} 盐酸溶液为空白,在 280 nm 波长处测定吸收度,吸收值不得大于 0.03。取供试品溶液 2 在(265 ±2) nm 波长处测定吸收度 A_i,计算出每片的释放度。

(3) 数据处理

记录实验数据,填入表 2 – 13 – 2。

表 2 – 13 – 2　阿司匹林肠溶片释放度测定数据　　　　片重_____mg

时间 t/min	5	10	15	20	25	30	45	60
A_i								
A								
累积释放百分率 F/%								
本品 45 min 标示释放百分率								
$\ln(1 - F(t))$								

续表

时间 $t/\min$	5	10	15	20	25	30	45	60
$\ln(1-F(t)) \sim t$ 回归			斜率 b_2		截距 a_2		r	
释放速度常数 K								
Weibull 分布模型								
时滞 t_0								
$\ln(t-t_0)$								
$\ln(\ln(1/(1-F(t))))$								
$\ln(\ln(1/(1-F(t)))) \sim \ln(t-t_0)$ 回归			斜率 b_2		截距 a_2		r	
模型参数		α	β		T_{50}		T_d	

累积释放百分率 $F(\%) = (A_i/A) \times (W_i/\overline{W}) \times 100\%$，其中，$W_i$，样品片重；$\overline{W}$，平均片重

【注意事项】

1. 包衣要求素片硬度足够、耐磨，包衣前筛去细粉，以防包衣片片面不光洁。

2. 配制包衣液时，使包衣粉成细流缓慢而且不间断地加入，应一次性撒入。包衣液中不应有结块。

3. 包衣操作时，包衣液的喷速与吹风速度应适宜，使片面略带润湿，而且不使片面粘连。温度不宜过高或过低。温度高则干燥过快，成膜不均匀；温度低则干燥太久，造成粘连。

【分析思考】

1. 简述一个包衣药物的制备工艺。

2. 哪些药物制剂需包肠溶衣？举例叙述肠溶型薄膜衣与胃溶型包衣材料有何区别？

3. 薄膜包衣中可能出现哪些问题？如何解决？

4. 常用的肠溶衣材料有哪些？

5. 本实验测定释放度时，采用紫外分光光度法作为阿司匹林溶片溶出情况的检测方法，有何不足？

实验十四

壬苯基聚乙二醇醚膜剂的制备

【实验目的】

1. 掌握水溶性膜剂的一般处方组成制备方法。

2. 了解聚乙烯醇等成膜材料的性能。

【实验原理】

膜剂系指药物溶解和均匀分散在成膜材料中加工制成的膜状制剂。大量生产膜剂时常用流延法,即配制成膜材料的浆液,加入药物和着色剂等,脱泡后经涂膜、干燥、脱膜和包装制得。小量制备膜剂一般采用涂膜法,具体操作可采取下面2种方法:

1. 浇铸法

将浆液倒入培养皿中,在适宜温度下干燥后剥离即得。膜的厚度可由浆液加入量控制。此外,可用带有小方凹槽的铝合金板浇铸。

2. 刮板法

选择大小适宜的光洁玻璃板或不锈钢板,洗净、擦干,撒上少许滑石粉,再用清洁的纱布擦净。然后将浆液倒上,用有一定间距的刮刀将其刮平后,置烘箱干燥即得。

除滑石粉外,也可涂抹少许脱膜剂(如液状石蜡),以利膜的剥离。此外,尚有用聚乙烯薄膜为垫材者,效果较佳。该法先将玻璃板以75%乙醇涂擦,趁湿铺上一张两边宽于玻璃板的一块塑料薄膜,去除残留的气泡,使薄膜紧贴在玻璃上即可在薄膜上制膜。此法不但容易揭膜,且可把塑料膜作为药膜的衬材一起剪裁,防止药膜在包装中相互黏连,可用于临用前揭膜。

【器材与试剂】

光洁玻璃板(30 cm × 45 cm)、圆铜棒(1 cm × 45 cm)、烧杯(50 mL、100 mL)、量瓶(50 mL)、秒表、小铁夹、吸管(5 mL)、测厚仪、尼龙筛网(100 目)、分析天平、751 型分光光度计等。

聚乙烯醇0486、壬苯基聚乙二醇醚、甘油、蒸馏水等。

【实验安排】

1. 处方

壬苯基聚乙二醇醚	5.0 g
聚乙烯醇(0486)	7.5 g
甘油	1.0 g
蒸馏水	约20 g

2. 制法

称取壬苯基聚乙二醇醚、甘油和水,置50 mL烧杯中,微热、搅拌至溶解,冷却后加入聚乙烯醇,放置过夜。待聚乙烯醇完全湿润膨胀后,置于温水浴(70 ℃以下)加热至完全溶解,必要时趁热用100目尼龙筛网过滤,保温静置(50 ℃以下)或超声波脱气,使空气溢尽。将膜料倒入同温度的玻璃板下沿,用推杆(调至需要厚度)向前推动膜料,移至烘箱内,经70~80 ℃鼓风干燥5~10 min后立即脱膜,冷却,切成5 cm×5 cm薄膜,包装,即得。

本品具有杀精子作用,外用避孕。送入阴道深处后不超过50 s即可溶解,接触面较栓剂大,显效迅速而确实。

3. 膜剂质量控制

(1) 溶解时限

药膜1片,上端用小铁夹固定后将其浸入(37±0.5)℃的蒸馏水浴中,同时开启秒表,记录药膜从夹子上脱落的时间,应不超过30 s。

(2) 厚度

用测厚仪测定。一般厚度为(0.065±0.015)mm。

(3) 质量差异检查

除另有规定外,取膜24片,精密称定总质量,求平均质量后,再分别精密称定各片的质量。每片质量与平均质量相比较,超出质量差异限度的膜片不得多于2片,并不得有1片超出限度的1倍。

膜剂质量差异限度要求见表2-14-1为:

表2-14-1　不同规格膜剂质量差异限度

平均质量/g	质量差异限度/%
0.02以下至0.02	±15
0.02以上至0.20	±10
0.20以上	±7.5

(4) 含量测定

取药膜1片,置50 mL烧杯中,加适量蒸馏水浸泡,待溶解后转移至50 mL量瓶中,加水至刻度,摇匀,精密量取5 mL置50 mL量瓶中,加水至刻度,于波长273 nm处测定吸光度,再计算出含量。

【注意事项】

1. 配料、涂膜和干燥的温度不宜过高,时间不宜过长。若配料时超过70 ℃,主药中聚氧乙烯基与水形成的氢键会被拆开,使主药在膜材料中起浊而不能均匀混合。若涂膜时温度过高,可造成膜中发泡,成膜和脱膜发生困难,膜还易发脆。且因膜材料中失水过度,膜材料收缩,主药的载药量降低。

2. 保温静置时,为使膜材料中的空气逸尽,涂膜时不得搅拌,否则成膜后,膜中形成气泡。

3. 成膜后要注意控制干燥温度和时间。干燥不足或干燥过度,都可发生脱膜困难。

4. 铺膜用的光洁玻璃板加热前可先涂抹少量液状石蜡,以免脱膜困难。

5. 制备膜剂中常见的问题与解决办法(表2-14-2)。

表 2 - 14 - 2　制备膜剂中常见问题与解决办法

常见问题	产生原因	解决办法
药膜不易剥离或浆液不易铺展	①干燥温度过高;②膜板未清洗或润滑剂不足;③膜板不适宜	①降低干燥温度;②涂润滑剂适量;③改换膜板或垫层
药膜表面有不均匀的气泡	开始干燥温度太高	①开始干燥温度应在溶媒沸点以下;②通风
药膜"走油"	①油的含量太高;②成膜材料选择不当	①降低含油量;②用填料吸收油后再制膜;③更换成膜材料
药粉从药膜中"脱落"	固体成分含量太多	①减少粉末含量;②增加增塑剂用量
药膜太脆或太柔软	①增塑剂太少或太多;②药物与成膜材料发生化学反应	①增加或减少增塑剂用量;②更换成膜材料
药膜中有粗大颗粒	①未经过滤;②制膜时已溶的药物从浆液中析出结晶	①制膜前浆液应过滤;②采用研磨法等促进药物溶解
药膜中药物含量不均匀	①浆液久置,药物沉淀;②不溶性成分粒子太大	①浆液混匀、排除气泡后即应制膜,不宜久置;②应研细

6. 本实验所用壬苯基聚乙二醇醚系一种非离子型表面活性剂,其结构式为:

$$R \!-\!\!\!\!\bigcirc\!\!\!\!-O-(CH_2CH_2O)_{n-1}CH_2CH_2OH$$

氧乙烯聚合度在 9 ~ 10,昙点温度 65 ~ 70 ℃,羟值 84,HLB 值 13.2,在 275 nm 波长处的紫外吸收系数 $E_{1cm}^{1\%} = 23.7 \pm 1$。

【分析思考】

1. 膜剂有哪些优点和局限性?

2. 何谓聚合度、醇解度? PVA 05 - 88、PVA 17 - 88 的聚合度和醇解度各为多少?

3. 除聚乙烯醇外,较常用的成膜材料还有哪几种?

实验十五

水杨酸软膏和凝胶剂的制备及透皮实验

【实验目的】

1. 掌握不同类型基质的软膏剂的处方组成、制备方法及工艺。

2. 掌握软膏剂中药物的处理与加入方法。

3. 掌握体外药物经皮渗透实验的意义、操作以及数据的处理。

【实验原理】

软膏剂是指药物与适宜基质均匀混合制成具有适当稠度的半固体外用剂型。基质不仅是软膏的赋形剂，同时也是药物载体，对软膏剂的质量、药物的释放以及药物的吸收都有重要影响。常用的软膏基质根据其组成和性质可分为三类：

1. 油脂性基质

此类基质包括烃类、类脂及动植物油脂。此类基质中除植物油和蜂蜡加热熔合制成的单软膏和凡士林可单独用作软膏基质外，其他油脂性成分如液状石蜡、羊毛脂等多用于调节软膏稠度，以得到适宜的软膏基质。

2. 乳剂型基质

由半固体或固体油溶性成分，水溶性成分和乳化剂三种成分组成。常用的乳化剂有肥皂类、高级脂肪醇与脂肪醇硫酸脂类、多元醇酯类，如三乙醇胺皂、月桂醇硫酸钠、聚山梨酯80 等。根据使用不同的乳化剂，可制得 O/W 型或 W/O 型两类软膏。用乳剂型基质制备的软膏剂也称乳膏剂。

3. 水溶性基质

由天然或合成的水溶性高分子物质所组成。常用的有甘油明胶，纤维素衍生物及聚乙二醇，聚丙烯酸等。

若根据药物在软膏中的分散状态又可将软膏剂分为：溶液型、混悬型和乳剂型三类。

不同类型软膏的制备可根据药物和基质的性质、制备量及设备条件不同而分别采用研合法（研磨法）、熔融法和乳化法制备。若软膏基质比较软，在常温下通过研磨即能与药物均匀混合，可用研磨法。若软膏基质熔点不同，且在常温下不能与药物均匀混合，或药物能在基质中溶解，或药材须用基质加热浸取其有效成分，多采用熔融法。溶液型或混悬型软膏常采用研磨法或熔融法制备。乳化法是乳膏剂制备的专用方法。制备软膏剂的基本要求是使药物在基质中分布均匀、细腻，以保证药效及安全性。

软膏的制备操作要点：

①选用油脂性基质时应纯净，否则应加热熔化后滤过以除去杂质或加热灭菌后备用；②混合基质的熔点不同时，熔融时应将熔点高的基质先熔化，然后再加入熔点低的基质；③基质中可根据含药量的多少及季节的不同适量增减蜂蜡、石蜡、液状石蜡或植物油等用量以调节软膏稠度；④水相与油相两者混合的温度一般应控制在80℃以下，且两相温度应

基本相同,以免影响乳膏的细腻性;⑤乳化法中两相混合时的搅拌速率不宜过慢或过快以免乳化不完全或因混入大量空气而使成品失去细腻和光泽并易变质;⑥不溶性药物应先研细过筛(一般过100目)、再按等量递增法与基质混合。药物加入熔化的基质后,应搅拌至冷凝,以防药粉下沉,造成药物分散不匀。但已凝固后应停止搅拌,否则空气进入膏体使软膏不能久贮;⑦挥发性或易升华的药物或遇热易破坏的药物,应在基质温度降低至30℃左右加入;⑧含水杨酸、苯甲酸、鞣酸及汞盐等药物的软膏,配置时应避免与铜、铁等金属器具接触,以免变色。

对于软膏基质的质量评价,除应检查其熔点、酸碱度、黏度、稳定性和刺激性外,其释药性能也是重要检查项目,软膏剂中药物的释放、透皮吸收主要依赖于药物本身的性质,但在一定程度上受基质的影响。根据制备工艺条件的不同,各种基质对药物的释放所产生的影响而得到不同结果,但在多数情况下,水溶性基质和乳剂型基质中药物释放较快,烃类基质中的释放最慢。

经皮渗透法是研究软膏中药物释放的体外测定方法。该方法是将软膏涂在离体皮肤表面,置于扩散池中,角质层面向给药池,在维持动态条件下,于给定的时间间隔测定皮肤另一侧接受池内的介质中药物浓度,分析药物经皮肤渗透的动力学(主要通过比较药物透皮速率及时滞可分析基质对药物渗透的影响)。

皮肤由角质层、表皮、真皮、皮下组织等组成。药物置于皮肤表面后向皮肤内渗透,通过表皮达到真皮,由于真皮内有丰富的毛细血管,药物能很快吸收进入体循环,因此药物在皮肤内表面的浓度很低,即符合所谓"漏槽"条件。在体外实验条件下,如果置于皮肤表面的药物浓度保持不变,而接受介质中的药物满足漏槽条件,即接受池中的药物浓度远远小于给药池中的药物浓度。如果以 t 时刻药物通过皮肤的累积量 M 对时间作图,则在达到稳态后可以得到一条直线,直线的斜率为药物的稳态流量(稳态经皮吸收速度)。为了处理问题的简单化,可以将皮肤可看作简单的膜,用 Fick's 扩散定律分析药物在皮肤内的渗透行为,药物的稳态流量 J 与皮肤中的药物浓度梯度呈正比,可以用下式表示:

$$J = A\frac{\mathrm{d}M}{\mathrm{d}t} = A\frac{DK}{h}(c_0 - c_t) \qquad (2-15-1)$$

式中 A 为药物的有效扩散面积;D 为药物在皮肤中的扩散系数;K 为药物在皮肤/介质中的分配系数;h 为药物在皮肤中的扩散路径;c_0 为给药池中药物的浓度;c_t 为 t 时刻接受池中药物的浓度。

如果接受池中的药物浓度远远小于给药池中的药物浓度,即 $c_0 \gg c_t$,式(2-15-1)则可以改写为:

$$J = A\frac{\mathrm{d}M}{\mathrm{d}t} = A\frac{DK}{h}c_0 \qquad (2-15-2)$$

对于特定的皮肤和介质来说,D、K 和 h 均为常数,令 $DK/h = P$,称渗透系数,则式(2-15-2)可写作:

$$J = APc_0 \qquad (2-15-3)$$

渗透系数 P 是扩散阻力的倒数,单位为 $cm \cdot s^{-1}$ 或 $cm \cdot h^{-1}$,其大小由皮肤与药物的性质决定,即由 D、K 和 h 所决定,而与药物浓度无关,P 值大,表示药物容易透过皮肤。根据求得的稳态流量、给药池中药物的浓度和有效扩散面积,可以求出药物经皮渗透系数。

$M \sim t$ 曲线中的直线部分反向延长线与时间轴的交点处的时间称为滞后时间(简称时滞 T_L):

$$T_L = \frac{h^2}{6D} \qquad\qquad (2-15-4)$$

常用于经皮渗透研究的动物可分为两大类:即无毛动物和有毛动物,无毛动物主要有无毛小鼠、无毛大鼠、蛇等;有毛动物有小鼠、大鼠、豚鼠、猪、兔等。其中猪、猴的皮肤渗透性与人皮肤相近,家兔、大鼠、豚鼠的皮肤渗透性比人皮肤大。有毛动物与无毛动物的皮肤,在结构上的差异主要是皮肤附属器的不同,药物可以通过皮肤附属器吸收,而且吸收速度也较快,但吸收面积只占整个皮肤的 0.1% ~ 1%,所以不是主要经皮吸收的主要途径。选择动物模型时应注意。

实验装置可以是单室、双室或流通扩散池,现多被各类型的透皮扩散仪所替代,如国产的 RYJ - 6A 型、YB - P6 型等。常用的接受介质是 pH 7.4 的磷酸缓冲液或生理盐水,有时为增加药物溶解度,可采用一定浓度不影响皮肤渗透性的非水溶剂。

【器材与试剂】

721 型分光光度计、电热恒温水浴、多功能温控磁力搅拌器、改进 Franz 扩散池、微孔滤膜(25 mm × 0.45 μm)、试管(10 mL)、注射器(5 mL)、吸量管(1 mL)、刮刀、手术剪、手术镊、蒸发皿、等。

水杨酸(细粉,过 100 目)、硬脂酸、单硬脂酸甘油酯、液状石蜡、白凡士林、羊毛脂、三乙醇胺、吐温 80、石蜡、蜂蜡、司盘 80、Ca(OH)₂、羧甲基纤维素钠(CMC - Na)、甘油、卡波普 941、羟丙基甲基纤维素(HPMC)。

昆明小鼠(18 ~ 22 g)、6% 硫化钠脱毛剂、硫酸铁铵显色剂、淀粉等。

【实验安排】

1. 软膏剂的处方及制备过程

(1) O/W 型乳剂基质

1)处方:

水杨酸	2.0 g
硬脂酸	4.8 g
单硬脂酸甘油酯	1.4 g
白凡士林	2.4 g
羊毛脂	0.4 g
三乙醇胺	0.16 g
吐温 80	0.04 g
蒸馏水	加至 40.0 g

2)制备:将硬脂酸、单硬脂酸甘油酯、白凡士林、羊毛脂为油相,置蒸发皿中,于水浴上加热熔化至 80℃ 左右;另将三乙醇胺、吐温 80、蒸馏水置烧杯中,于水浴加热至 80℃ 左右。在等温下将水相缓缓倒入油相,并于水浴上不断搅拌,再在室温下搅拌至冷凝,分次少量加入已经粉碎过 100 目筛的水杨酸细粉,混匀即得。

（2）W/O 型乳剂基质

1）处方：

水杨酸	2.5 g
单硬脂酸甘油酯	0.85 g
蜂蜡	0.25 g
石蜡	3.75 g
硬脂酸	0.625 g
液状石蜡	20.5 g
白凡士林	3.35 g
司盘 80	0.5 g
Ca（OH）₂ 饱和溶液	20.0 mL
蒸馏水	20.0 mL

2）制备：将单硬脂酸甘油酯、蜂蜡、石蜡、硬脂酸置蒸发皿中，于水浴上加热熔化，再加入白凡士林、液状石蜡、司盘 80 加热至 80 ℃左右；另将氢氧化钙以处方量的水溶解后，加入上述油相溶液，边加边不断顺向搅拌，至呈乳白色半固体状，放置冷凝，分次少量加入水杨酸粉，混匀即得。

（3）油溶性基质

1）处方：

水杨酸	0.25 g
白凡士林	5.0 g

2）制备：将白凡士林在水浴上熔化，待温度降至 60°C 左右加入水杨酸细粉，边加边研至凝固即可。

（4）水溶性基质

1）处方：

水杨酸	1.3 g
羧甲基纤维素钠	3.0 g
甘油	3.0 g
蒸馏水	加至 20.0 g

2）制备：将 CMC - Na 与甘油在乳钵中研匀，加入适量蒸馏水并研磨使其逐渐溶解，加蒸馏水至全量，分次少量加入水杨酸粉，混匀即得。

（5）水凝胶基质 1

1）处方：

水杨酸	5%
HPMC	14%
卡波普 941	28%
丙二醇	适量
蒸馏水	适量

2）制备：将卡波普、HPMC 分别用蒸馏水浸泡，三乙醇胺调节卡波普溶液的 pH 为 5 ～

6,卡波普与HPMC以2:1比例混合均匀,加入适量丙二醇,置乳钵中研磨均匀得凝胶基质。称取水杨酸适量用水研匀,与上述凝胶基质混匀即可。

（6）水凝胶基质2

1）处方:

水杨酸	5%
HPMC	28%
卡波普941	14%
丙二醇	适量
蒸馏水	适量

2）制备:方法同"（5）水凝胶基质1"。

2. 透皮实验

（1）水杨酸溶解度的测定

1）饱和溶液的制备:取100 mL的锥形瓶,放置在32 ℃恒温水浴中,加入1 g研细的水杨酸与100 mL煮沸放冷至室温的蒸馏水,用磁力搅拌器不断搅拌,分别与0.5 h、1.0 h、1.5 h、2.0 h、2.5 h、3.0 h取样,过滤,弃去初滤液,取续滤液测定水杨酸浓度。如最后2次测得的浓度相同,即可计算该室温条件下水杨酸的溶解度;反之,还需继续搅拌,直至溶液浓度不再增大为止。

2）标准曲线绘制:精密称取水杨酸适量,配制成浓度为10 $\mu g \cdot mL^{-1}$、20 $\mu g \cdot mL^{-1}$、40 $\mu g \cdot mL^{-1}$、50 $\mu g \cdot mL^{-1}$、80 $\mu g \cdot mL^{-1}$、100 $\mu g \cdot mL^{-1}$的标准溶液,分别精密量取5 mL,加硫酸铁铵显色剂1 mL,以蒸馏水5 mL加硫酸铁铵显色剂1 mL为空白,于530 nm的波长处测定吸收度,将吸收度对水杨酸浓度回归得标准曲线方程。

3）硫酸铁铵显色剂配制:称取8 g硫酸铁铵溶于100 mL蒸馏水中,取2 mL加1 $mol \cdot L^{-1}$ HCL 1 mL,加蒸馏水至100 mL即得(本品需新鲜配制)。

4）水杨酸浓度的测定:取过滤后的水杨酸饱和溶液用蒸馏水稀释100倍,取稀释液5 mL加硫酸铁铵显色剂1 mL,于530 nm的波长处测定吸收度,用标准曲线计算水杨酸浓度,乘以稀释倍数即得水杨酸在室温下的溶解度。

（2）水杨酸的经皮渗透

1）皮肤的处理:取体重为18～22 g的小鼠,颈部脱臼处死后立即电动剪毛刀剪去腹部毛绒,用脱毛剂(含6%硫化钠、1%肥皂粉、2%淀粉)均匀涂抹脱毛,3 min后用生理盐水冲洗干净,剥离皮肤除去皮下脂肪组织,置于生理盐水中浸泡约30 min,取出,用滤纸吸干,备用。

2）离体皮肤渗透实验:将处理好的鼠皮置于水平扩散池的两个半池之间,用夹子固定好(一般扩散面积至少2.0 cm²)。角质层面向的半池为给药池,真皮面向的半池为接受池。接受池中加入生理盐水10 mL,给药池分别加入水杨酸的各基质的软膏2.0 g,并分别在两个半池中加入小搅拌子。夹层通32 ℃的水,在持续搅拌下,于0.5 h、1.0 h、1.5 h、2.0 h、3.0 h、4.0 h、5.0 h、6.0 h于接受池中取样,取样体积为5 mL,并立即加入新的生理盐水。取出接受液用微孔滤膜过滤,取续滤液2.5 mL用于测定水杨酸的浓度。

3）水杨酸浓度测定:按照本实验"（1）"项下水杨酸浓度测定项的方法配制硫酸铁铵

显色剂及制备标准曲线,取接受介质 5 mL 加硫酸铁铵显色剂 1 mL,于 530 nm 的波长处测定吸收度 A,用标准曲线回归方程计算水杨酸浓度。

4）操作注意事项:①动物处死后,应立即去毛和剥离皮肤,剥离皮肤的皮下组织时应注意不要剪破皮肤;②每次抽取接受介质后应立即加入新的接受介质,并排尽与皮肤接触界面的气泡;③不同基质的软膏释药速率可能存在较大差异,如要得到理想的渗透曲线有时需延长取样的时间间隔和实验持续时间,如每隔 1 h 取样,持续 6 h 甚至 12 h 以上。

【实验结果】

1. 标准曲线的绘制

将上述对照品溶液测得的浓度(c)与吸收度(A)填入表 2 – 15 – 1,然后进行线性回归,即得标准曲线方程为 $c = $ _____($r = $),线性范围_____ ~ _____μg · mL^{-1}

表 2 – 15 – 1　水杨酸标准曲线数据

浓度 $c/(\mu g \cdot mL^{-1})$	①	②	③	④	⑤	⑥
吸收度 A						

2. 出具处理与相关参数的计算

（1）累积渗透量的计算

应注意水杨酸浓度的校正,校正公式为:

$$c_n' = c_n + \frac{V}{V_0}\sum_{}^{n=1} c_i \qquad (2-15-5)$$

式中 c_n' 为校正的浓度; c_n 为 n 时间点的测得浓度; V 为取样体积; V_0 为接受池中的接受液的总体积。

则:

$$M = c_n' \times V \qquad (2-15-6)$$

（2）经皮渗透曲线的绘制

以单位面积累积渗透量为纵坐标,时间为横坐标,绘制水杨酸经皮曲线。曲线尾部的直线部分外推与横坐标相交,求得时滞 T_L 。

（3）渗透速度与渗透系数的计算

将渗透曲线尾部直线部分的 $M \sim t$ 数据进行线性回归,求得直线的斜率即为渗透速度 $J[\mu g \cdot (cm^2 \cdot h^{-1})^{-1}]$ 。将渗透速度除以给药池的药物浓度即得渗透系数 $P(cm \cdot h^{-1})$ 。

（4）按前述方法平行操作,比较自制的六种不同基质的水杨酸软膏渗透系数 P 及时滞 T_L 的大小。

【分析思考】

1. 分析本实验中各软膏处方中各辅料的作用。

2. 结合实验结果试说明各类软膏释药能力不同的原因。

3. 影响药物经皮渗透的剂型因素和生理因素有哪些?

4. 除本实验所用的扩散池外,你还知道有哪些扩散池?其各有何优缺点?使用时的注意事项有哪些?

实验十六

栓剂的制备

【实验目的】

1. 掌握各类栓剂基质的组成、应用及释药特点。

2. 掌握熔融法制备栓剂的工艺、操作要点及质量评价。

3. 掌握置换价的意义、计算及测定方法。

【实验原理】

栓剂系指药物与适宜基质制成的供腔道给药的固体制剂。栓剂因使用腔道部位和作用的不同,其大小和形状各不相同。常用的有肛门栓和阴道栓(图 2 – 16 – 1)。栓剂在常温下应具有适宜硬度与韧性、无刺激性,熔点应接近体温(约 37 ℃),塞入腔道后,应能融化、软化或溶化,并与分泌液混合,逐渐释放出药物,产生局部或全身作用。

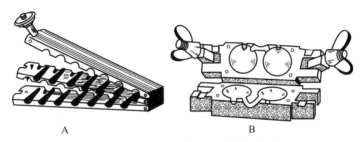

图 2 – 16 – 1　肛门栓模(A)和阴道栓模(B)

栓剂的基质可分为脂肪性基质、水溶性及亲水性基质两类。脂肪性基质有可可豆油、半合成脂肪酸酯、香果脂等;水溶性及亲水性基质有甘油明胶、聚乙二醇类、聚氧乙烯(40)硬脂酸酯等。

栓剂的制备方法有热熔法、冷压法和搓捏法三种,可按基质和药物的性质选择制法。目前生产上以热熔法应用最广泛,水溶性及亲水性基质的栓剂可采用热熔法。而脂肪性基质可采用上述三法中的任何一种,热熔法制备栓剂的工艺流程为:基质熔化→加入药粉混匀→注模→冷却成型→削去溢出部分→脱模→质检→包装。制备栓剂时环境应洁净,用具、容器需经适宜方法清洁或灭菌,原料和基质也应根据使用部位,按卫生学的要求,进行相应的处理。

为利于脱模,使栓剂外观光洁,制备栓剂时栓模应提前涂以润滑剂。常用的润滑剂有:肥皂醑[脂肪性基质选用软皂、甘油、95% 乙醇三者混合制成的溶液(比例为1:1:5)];水溶性及亲水性基质选用液状石蜡、植物油、硅油等。在某些栓剂中还可加入表面活性剂使药物易于释放和被机体吸收。

栓剂中的药物与基质应充分混合均匀,因此栓剂中药物的处理与混合时应注意:油溶性药物可直接溶于已熔化的基质中;中药材水提浓缩液或不溶于油脂而溶于水的药物可直接与熔化的水溶性基质混合;或先加少量水溶解,再以适量羊毛脂吸收后与基质混合;难溶性固体药物,一般应先粉碎成细粉(过六号筛)混悬于基质中。能使基质熔点降低或使栓剂过软的药物在制备时,可酌加熔点较高的物质如蜂蜡等予以调整。成品置 30 ℃ 以下密闭保存,贮存时应注意避免受热、受潮及受压。

通常情况下栓剂模型的容积是固定的,由于药物和基质密度的不同,其栓剂的重量也有差异。所以设计栓剂处方和制备时,为了确定基质用量以保证栓剂剂量的准确性,故需预测药物的置换价。置换价(f)即药物的重量与同体积基质重量之比值。

如果药物和基质的密度均已知,则置换价(f) = 药物的密度/基质的密度;若未知,则可由下法测定:取基质适量,用熔融法制成栓剂若干枚,称重并求出空白栓的平均重量(G),再将药物与基质均匀混合(使药物含量为 $X\%$),同法同模制成含药栓的平均重量(W),则置换价(f) = ($W \times X\%$) / [$G - (1 - X\%) \times W$]。如果 f 已求出,则制备每枚含药量为 S 的栓剂所需的基质的理论用量 $E = G - S/f$。另,实际生产投料时应注意损耗。

【器材与试剂】

阴道栓模、肛门栓模、蒸发皿、水浴装置、冰浴装置、电子分析天平、融变时限检查仪、刀片、烧杯等。

可可豆脂、甘油、明胶、硬脂酸、液状石蜡、碳酸钠、鞣酸、醋酸氯已定、吐温 80、冰片、无水乙醇、替硝唑、聚乙二醇 400、聚乙二醇 6 000、碳酸氢钠、枸橼酸、肥皂醑。

【实验安排】

1. 甘油栓

（1）处方

甘油	8.0 g
干燥碳酸钠	0.2 g
硬脂酸	0.8 g
蒸馏水	1.0 mL

（2）制备

1）处理栓模:清洗,涂上液状石蜡润滑剂后,倒置,备用。

2）称取干燥碳酸钠于蒸发皿中,加 1 mL 蒸馏水溶解。

3）加甘油(相对密度 1.25)8 g,混合后,置水浴上加热。

4）缓缓加入硬脂酸细粉 0.8 g,随加随搅拌,待泡沸停止,溶液澄明,停止加热。

5）将此溶液注入涂过润滑剂(液状石蜡)的栓模中,共注 3 枚。

6）放冷、用刀削去溢出部分,启模、取出,质量检验。

2. 鞣酸栓

（1）处方见表 2 – 16 – 1

表 2 – 16 – 1　鞣酸栓制备处方

原料	每枚用量/g	4 枚用量/g
鞣酸	0.2	0.8
可可豆脂	适量	适量

（2）制备

1）测空白栓质量（栓模大小）取可可豆脂约 4 g 置蒸发皿内,移置水浴加热,至可可豆脂约 2/3 熔融时,立即取下蒸发皿,搅拌使全部熔融,注入涂过润滑剂（肥皂醑）的栓模中,共注 3 枚,凝固后整理启模,取出栓剂,称重,其平均值即为该空白栓重量 G（或栓模大小）。

2）根据药物的置换价,计算可可豆脂的用量:已知鞣酸的置换价为 1.6,测得空白栓重量为 G,欲制备 3 枚栓剂,实际投料需按 4 枚用量计算:

可可豆脂用量, $y = 4 \times (G - 0.2/1.6)$

3）按"1)"所述方法,将计算量的可可豆脂置蒸发皿内,与水浴上加热至近熔化时取下,加入鞣酸细粉,搅拌均匀,近凝时注入已涂过润滑剂的栓模中,用冰浴迅速冷却凝固,整理,启模,取出,即得。

质量检查合格后包装。本品具有局部收敛止血,为临床上治疗痔疮的常用肛门栓。

3. 醋酸氯已定栓

（1）处方

醋酸氯已定	0.05 g
吐温 80	0.2 g
冰片	0.01 g
乙醇	0.5 mL
甘油	9.0 g
明胶（细粒）	2.7 g
蒸馏水	加至 20.0 g
制成阴道栓	两枚

（2）制备

取处方量的明胶已称重的蒸发皿中,加蒸馏水 20 mL 浸泡约 30 min,使膨胀变软,再加入甘油,在水浴上加热（温度不宜超过 60 ℃）使明胶溶解,继续加热使内容物质量达 18～20 g 为止。另取醋酸氯已定溶于吐温 80 中,冰片溶于乙醇中,在搅拌下将两液混合后,再加入已制好的甘油明胶中,搅拌均匀,趁热注入已涂好润滑剂（液状石蜡）的阴道栓模中（共注 2 枚）,放冷,整理,启模,取出即得。

本品用于治疗宫颈糜烂及阴道炎。

4. 替硝唑泡腾栓

（1）处方

替硝唑	0.25 g
聚乙二醇 400	1.15 g
聚乙二醇 6000	0.50 g
碳酸氢钠	0.28 g
枸橼酸	0.26 g

（2）制备

将枸橼酸、碳酸氢钠干燥,研细过筛备用。取聚乙二醇 400 和聚乙二醇 6 000 混合,于

50～60 ℃水浴上加热熔融。在搅拌下加入替硝唑、碳酸氢钠及柠檬酸,混合均匀后倾入模具中,冷却,脱模即得。本品为阴道泡腾栓。

5. 栓剂质量检查

(1) 质量差异

取栓剂 10 粒,精密称定总量,求得平均粒重后,再分别精密称定每粒的质量;每粒质量与平均粒重比较,超出质量差异的限度不得多于 1 粒,并不得超过限度的 1 倍。不同规格的栓剂产品质量差异限度规定见表 2 – 16 – 2。

表 2 – 16 – 2 不同规格栓剂的质量差异限度

平均质量/g	质量差异限度/%
≤1.0	±10
1.0～3.0	±7.5
>3.0	±5

(2) 融变时限

参照《中国药典》2010 版(二部)附录ⅩB 融变时限检查法栓剂项进行。

1) 装置:栓剂融变时限检查仪。

2) 检查法:取供试品 3 粒,在室温放置 1 h 后,分别在 3 个金属架的下层圆板上,装入各自的套筒内,并用挂钩固定。除另有规定,将上述装置分别垂直浸入盛入不少于 4 L 的 (37±0.5)℃水的容器中,其上端位置应该在水面下 90 mm 处。容器中装一转动器,每隔 10 min 在溶液中翻转该装置 1 次。

3) 判断结果:除另有规定外,脂肪性基质的栓剂 3 粒均应在 30 min 内全部熔化、软化或触压时无硬心;水溶性基质的栓剂 3 粒均应在 60 min 内全部溶解。如有 1 粒不符合规定,应另取 3 粒复试,均应符合规定。

【分析思考】

1. 甘油栓的制备原理是什么? 请写出硬脂酸与碳酸钠的反应式。另操作时的注意事项是什么?

2. 甘油栓的作用机制是什么?

3. 结合实验说明计算置换价在栓剂的制备中有何意义?

4. 甘油明胶及可可豆脂作为栓剂基质的各有何特点? 分别适用于哪些情况?

5. 熔融法制备栓剂时所使用的润滑剂应如何选择?

实验十七

麝香祛痛气雾剂的制备及质量检查

【实验目的】

1. 掌握气雾剂的组成、分类及常用的抛射剂、附加剂。
2. 熟悉气雾剂的制备工艺流程及其操作要点。
3. 了解气雾剂的质量要求及检查方法。

【实验原理】

气雾剂系指药物溶液、乳状液或混悬液与适宜的抛射剂共同封装在具有特制阀门装置的耐压容器中,使用时借助抛射剂的压力将内容物喷出呈雾状、泡沫状或其他形态的制剂(图 2 - 17 - 1),其中以泡沫形态喷出的可称泡沫剂;若不含抛射剂,借助手动泵的压力或其他方法将内容物以雾状等形态喷出的制剂称为喷雾剂。气雾剂和喷雾剂按内容物组成分为溶液型、乳状液型或混悬型。可用于呼吸道吸入、皮肤、黏膜或腔道给药等。按用药途径分,气雾剂可分为吸入气雾剂、非吸入气雾剂和外用气雾剂。气雾剂由药物与附加剂、抛射剂、耐压容器和阀门系统构成,见表 2 - 17 - 1。

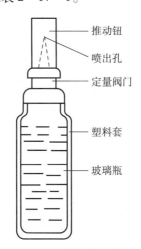

图 2 - 17 - 1 气雾剂的外形

表 2 - 17 - 1 气雾剂的组成

组成	分类	常用品种
抛射剂	(1) 氟利昂(freon)类	常用的有 F_{11}、F_{12} 和 F_{14},多混合使用;不宜心脏疾病患者,目前已禁用
	(2) 碳氢化合物	沸点低、毒性小,易燃易爆,不单独使用;常用丙烷、正丁烷、异丁烷

续表

组成	分类	常用品种
抛射剂	（3）压缩气体	常用二氧化碳、氮气
	（4）氢氟氯烷烃类与氢氟烃类	常用 HFA – 134a、HFA – 227
药物与附加剂	（1）药物可以是液体、固体和半固体，不溶性的药物需微粉化	
	（2）溶液型加潜溶剂：乙醇、丙二醇、聚乙二醇等	
	（3）混悬型加分散剂（表面活性剂）：聚山梨酯85 等	
	（4）乳剂型加乳化剂：司盘类、吐温类	
	（5）加抗氧剂、防腐剂：增加药物稳定性，如维生素 C 等	
耐压容器	（1）玻璃容器（最为常用）	常在容器外搪塑料防护层
	（2）塑料容器	质地轻、耐压抗撞，有通透性，少用
	（3）金属容器	成本高
阀门系统	主要功能是密封和提供药液喷射的通道，有定量、非定量之分	

气雾剂的配制应根据药物性质及不同类型气雾剂的要求，选择适宜的附加剂和抛射剂的种类及用量，在无菌环境下配制而成，其制备工艺流程见图 2 – 17 – 2。

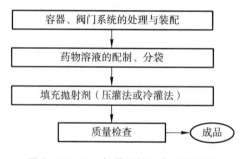

图 2 – 17 – 2　气雾剂的制备工艺流程

1. 耐压容器和阀门系统的处理与装配

（1）耐压容器的处理

国内多用玻璃瓶，容积约 30 mL，装药前用水洗涤后干燥，在瓶外壁有塑料保护层以防止玻璃瓶爆炸。

（2）阀门各部件的处理

橡胶部件，主要指垫圈，以水洗净后用 75% 乙醇浸泡 24 h，干燥，无菌保存备用；塑料零件先用温水洗净，然后浸泡在乙醇中，取出干燥，备用；不锈钢弹簧用 1% ~3% 碱液煮沸 10~30 min 后用热水洗至无油腻，再用蒸馏水冲洗，烘干，乙醇中浸泡，取出干燥，无菌保存备用。

（3）装配

将橡胶圈套再定量杯上，另将阀杆装上弹簧，再与进出液橡胶垫圈及封帽等组件装配，备用。

2. 药物的配制与分装

（1）溶液型气雾剂

将药物直接溶解于抛射剂中，必要时加入适量潜溶剂制成澄明液体，然后定量分装于容器内。

（2）混悬型气雾剂

将药物粉碎成 $5\sim10~\mu m$ 的微粉并保持干燥；将药物微粉与助悬剂、抛射剂等充分混合，然后定量分装与容器中。

（3）乳浊液气雾剂

将药物的水溶液与液化的抛射剂（油相）加乳化剂制成 O/W 型乳浊液，定量分装于容器中。

3. 抛射剂的充填

（1）压灌法

先将配好的药液在室温下灌入容器内，装上阀门系统并压紧，后将容器内空气抽掉，再用压装机压入定量的抛射剂。本法设备简单，不需低温操作，抛射剂耗损较少。但是，抛射剂需经阀门进入容器，生产速度稍慢；且受阀门形式的影响，抛射剂进入容器后，空气无法排除，在使用过程中压力的变化幅度较大。

（2）冷灌法

将药液借助冷灌装置中的热交换器冷却至 $-20~℃$，随后加入已冷却至抛射剂沸点以下至少 $5~℃$ 的抛射剂；药液和抛射剂也可以同时灌入，立即将阀门装上并压紧。本法中抛射剂直接灌入容器，速度快，对阀门无影响，容器中的空气易于排出，因而成品压力较为稳定。但整个操作需在低温条件下快速进行，抛射剂消耗较大。由于是在抛射剂沸点之下工作，因此含水产品不宜采用此法充填抛射剂。

【器材与试剂】

搪塑玻璃瓶、普通阀门、不锈钢锅、布氏漏斗、板框压滤机、烧杯、气雾剂灌封器、封口器、抛射剂装填器。

人工麝香、红花、樟脑、独活、冰片、龙血竭、薄荷脑、地黄、三七、乙醇、纯化水、压缩氮气。

【实验安排】

麝香祛痛气雾剂

1. 处方

人工麝香 0.33 g，红花 1 g，樟脑 30 g，独活 1 g，冰片 20 g，龙血竭 0.33 g，薄荷脑 10 g，地黄 20 g，三七 0.33 g

2. 制法

以上九味，取人工麝香、三七、红花，分别用 50% 乙醇 10 mL 分 3 次浸渍，每次 7 d，合并浸渍液，滤过，滤液备用；地黄用 50% 乙醇 100 mL 分 3 次浸渍，每次 7 d，合并浸渍液，滤过，滤液备用；龙血竭、独活分别用乙醇 10 mL 分 3 次浸渍，每次 7 d，合并浸渍液，滤过，滤液备用；冰片、樟脑加乙醇 100 mL，搅拌使溶解，再加入 50% 乙醇 700 mL，混匀；加入上述各浸渍液，混匀；将薄荷脑用适量 50% 乙醇溶解，加入上述药液中，加 50% 乙醇至总量为

1 000 mL,混匀,静置,滤过,灌装,封口,充入抛射剂适量,即得。

本品具活血祛瘀,舒筋活络,消肿止痛之功。适用于各种跌打损伤,瘀血肿痛,风湿瘀阻,关节疼痛。

3. 质量要求

（1）性状

本品为非定量阀门气雾剂,在耐压容器中的药液为橙红色澄清液体,气芳香。

（2）检查

1）喷射速率:取供试品4瓶,除去帽盖,分别按压阀门喷射数秒钟后,擦净,精密称定,将其浸入恒温水浴(25±1)℃中30 min,取出,擦干。除另有规定外,按压阀门持续准确喷射5 s,擦净,分别精密称定,然后再放入恒温水浴(25±1)℃中,按上法重复操作3次,计算每瓶的平均喷射速率(g·s^{-1}),应不低于0.8 g·s^{-1}。

2）喷出总量:取供试品4瓶,除去帽盖,精密称定,在通风橱内,分别按压阀门连续喷射于已加入适量吸收液的容器中,直至喷尽为止,擦净,分别精密称定。每瓶喷出量均不得少于标示装量的85 %。

3）乙醇量:照《中国药典》2010版(一部)ⅨM乙醇量测定法测定,应为47 % ~57 %。

【分析思考】

1. 在气雾剂制备过程中,充填抛射剂常用哪两种方法？各自特点是什么？

2. 气雾剂处方中常用的附加剂有哪些？

3. 目前国内外常用的抛射剂种类有哪些？

▶实验十八

黄芪苷固体分散体的制备及质量评价

【实验目的】

1. 掌握固体分散体的定义、特点、应用及常用的载体材料。

2. 掌握热熔挤出法、共沉淀法制备固体分散体的制备工艺。

3. 熟悉固体分散体的物相鉴定方法及其他质量评价。

【实验原理】

固体分散体(solid dispersion)系指药物以分子、胶态、微晶、无定形等状态均匀分散在某一固体载体物质中所形成的分散体系。将药物制成固体分散体所采用的制剂技术称为固体分散技术。将药物制成固体分散体具有如下作用:增加难溶性药物的溶解度和溶出速率;控制药物释放;利用载体的包蔽作用,掩盖药物的不良嗅味和降低药物的刺激性;使液态药物固体化等。

固体分散体所有载体材料可分为水溶性载体材料、难溶性载体材料、肠溶性载体材料三大类。水溶性载体材料有聚乙二醇(PEG)类、聚维酮(PVP)类、表面活性剂类、有机酸类、糖类和醇类、纤维素衍生物类;难溶性载体材料有纤维素衍生物类、聚丙烯酸树脂类、脂质类;肠溶性载体材料有纤维素衍生物类、聚丙烯酸树脂类。

固体分散体按其制备原理可分为固体溶液、简单低共熔混合物、共沉淀物、玻璃溶液四类。

常用固体分散技术有熔融法、溶剂法、溶剂－熔融法、研磨法、液相中溶剂扩散法、热熔挤出法等。其中,热熔挤出技术(hot-melt extrusion technique,HME)又称熔融挤出技术或双螺杆挤出法,是近年来应用于药物制剂领域的一项新技术,主要用于提高难溶性药物的溶出度。它将药物与载体材料混合后置于双螺杆挤出机的入口,靠双螺旋的作用将药物与载体进一步混合并往前推移和挤压,同时在挤出机夹层的加热作用使药物和载体软化、捏制,使物料经历固体输送、熔融、熔体输送三阶段,在捏制器和螺杆元件的强力剪切作用下,获得高度混合分散的固体分散体,见图2－18－1。

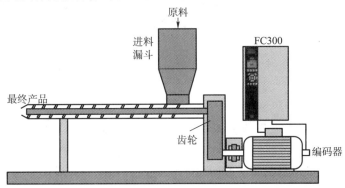

图2－18－1 热熔挤出原理

物相鉴定是对固体分散体进行质量评价的主要项目,以确定药物在载体中的分散状态。物相鉴定有溶解度及溶出速率测定法、热分析法、粉末 X 射线衍射法、红外光谱法、磁共振谱法等,必要时可同时采用几种方法进行鉴定。

【器材与试剂】

双螺杆挤出机、紫外分光光度计、溶出仪、恒温水浴、真空干燥器、蒸发皿、微孔滤膜、玻璃注射器、容量瓶、量筒、烧杯、移液管、乳钵等。

黄芩苷、聚维酮(PVP)K 30、PEG 6 000、无水乙醇、蒸馏水。

【实验安排】

1. 热熔挤出法制备黄芩苷 – PEG 固体分散体(共熔融物)

分别称取黄芩苷 15.0 g、PEG 6 000 120.0 g,将药物和载体粉末分别过 80 目筛后,置于搅拌机中搅拌均匀,待挤出机温度升至 95 ℃后,将混合均匀的物理混合物加到双螺杆挤出机中,调节螺杆转速为 80 r·min^{-1},记录扭矩。混合物挤出后置于干净玻璃板上冷却至室温,再将产品置真空干燥器干燥 3 h 后,粉碎过 80 目筛即得固体分散体。

2. 共沉淀法制备黄芩苷 – PVP 固体分散体(共沉淀物)

称取黄芩苷 0.5 g,置于蒸发皿中,加入无水乙醇 10 mL,在 60 ~ 70 ℃水浴上加热溶解与分散约 2 min,加入 PVP(K 30)4.0 g,待 PVP 全部溶解后将水浴温度提高至 80 ~ 90 ℃,搅拌下快速蒸去溶剂(听到啪啪声,药物和辅料呈均一的黏稠状态),取下蒸发皿,冷却(冷水浴或冰浴)至室温,置于真空干燥器中干燥 2 ~ 3 h,乳钵中粉碎,即得。

3. 固体分散体的质量检查——测定溶出度以进行物相鉴别

(1) 人工胃液(0.1 mol·L^{-1}盐酸)的配制

精密量取浓盐酸(约 10 mol·L^{-1})10.0 mL 置于 1 000 mL 容量瓶中,蒸馏水稀释至刻度,混匀,即得。

(2) 50 %乙醇溶液的配制

量筒量取人工胃液 50 mL 置于 100 mL 容量瓶中,无水乙醇稀释至刻度,混匀,即得。

(3) 标准曲线的绘制

取干燥至恒重的黄芩苷标准品约 10 mg,精密称定并置于 100 mL 容量瓶中,加入 50 %乙醇溶液 60 ~ 70 mL,超声处理约 20 s 至药物完全溶解,冷却至室温后,用 50 %乙醇溶液稀释至刻度,混匀,即得约为 100 μg·mL^{-1} 的标准品储备液。精密吸取储备液 0.2 mL、0.4 mL、0.6 mL、0.8 mL 和 1.0 mL,分别置于 10 mL 容量瓶中,用 50 %乙醇溶液稀释至刻度,混匀,于 277 nm 处测定吸光度,绘制标准曲线。

(4) 试验样品

黄芩苷原料药 100 mg、相当于黄芩苷 100 mg 的黄芩苷 – PVP(K 30)共沉淀物(1∶8)及其物理混合物(1∶8)。

(5) 溶出度测定

量取人工胃液 900 mL 置于溶出杯中,预热并保持(37 ±0.5) ℃。精密称取各待测样品置于溶出杯内,搅拌桨转速约为 100 r·min^{-1},于 5 min、10 min、15 min、20 min、30 min、40 min、50 min 和 60 min 取样,每次取约 10 mL(随时补加同温介质10 mL),采用 0.8 μm 的微孔滤膜过滤,弃去初滤液,精密量取续滤液 5.0 mL,置于 10 mL 容量瓶中,冷却至室温,无水乙醇稀释至刻度,混匀,从中精密移取 2 mL 置于 10 mL 容量瓶中,50 % 乙醇溶液稀释至刻度,混匀后于 277 nm 处测定其吸光度,计算累积溶出百分率,并对时间作图,绘制溶出曲线。

【分析思考】

1. 制备固体分散体的意义有哪些?
2. 固体分散体的制备工艺有哪些? 各种方法在什么情况下适合选用?
3. 本实验中,共沉淀物的溶出速率为什么明显高于共熔融物的溶出速率?

实验十九

莪术油包合物的制备及体外评价

【实验目的】

1. 掌握饱和水溶液法制备包合物的工艺及应用。

2. 掌握计算包合物收率及挥发油包合物的含油率方法。

3. 熟悉包合物形成的验证方法。

【实验原理】

1. 包合物的定义、特点与包合材料

包合物系指一种分子被包嵌于另一种分子的空穴结构内形成的结合物。包合材料(主分子)具有较大的空穴结构,足以将药物(客分子)容纳在内,亦称分子包衣。

药物作为客分子经包合后,溶解度增大、稳定性提高、液态药物粉末化,可防止挥发性物质的挥发,掩盖药物的气味或味道,调节药物释放速度,提高生物利用度,降低药物的毒副反应。

目前药物制剂中常用的包合材料为环糊精,常见的有 α、β、γ 三种,它们的空穴内径与物理性质都有较大差别。其中 β-环糊精的空穴内径为 0.7~0.8 nm,20 ℃ 水中溶解度为 18.5 g·L^{-1},随着温度升高溶解度增大,在 40 ℃、60 ℃、80 ℃ 和 100 ℃ 时的溶解度分别为 37 g·L^{-1}、80 g·L^{-1}、183 g·L^{-1} 和 256 g·L^{-1}。采用饱和水溶液法可方便的制得包合物,即用主分子的饱和溶液与客分子混合、搅拌、平衡,使客分子进入主分子的空穴中,随后再降低温度使包合物从水中析出,便于分离。

2. 环糊精包合物形成的原理

包合物能否形成,而且是否稳定,主要取决于环糊精和药物的立体结构及两者的极性。药物分子必须同环糊精空穴的形状、大小相适应。能形成包合物的通常都是有机药物。

包合是物理过程,而不是化学反应,包合物的稳定性主要取决于两组分间的 Van der Waals 力。包合物中主分子和客分子的比例一般为非化学计量,因为主分子的空穴可以仅部分被客分子占据,空穴数仅决定客分子的最大填入量,只要客分子不超过最大填入量,主、客分子数之比可以变化。

3. 包含物的质量检查及其验证

(1) 挥发包合物的质量检查:

挥发包合物的质量检查包括包合物的收率、含油率、油的收率。计算公式如下:

$$包含物收率 = \frac{包含物实际量(g)}{投入的环糊精量(g) + 投药(油)量(g)} \times 100\% \quad (2-19-1)$$

$$含油率 = \frac{包含物中实际含油量(g)}{包含物量(g)} \times 100\% \quad (2-19-2)$$

$$油的收率 = \frac{包含物中实际含油量(mL)}{投油量(mL)} \times 100\% \qquad (2-19-3)$$

（2）包合物的验证：

采用薄层色谱法（TLC）和差示扫描量热法（DSC）验证。

4. 莪术油

由姜科植物莪术中提取得到的棕色挥发性精油，相对密度为 $0.970 \sim 0.990 \ g \cdot mL^{-1}$，主要含莪术醇、吉马酮等，具有抗癌、抗感染、抗菌等作用，但稳定性较差，对光敏感，强光下易分解。

【器材与试剂】

烧杯、移液管、抽滤装置、差示热分析仪、紫外分光光度仪、挥发油提取器、电热套、层析缸、毛细管。

原料药：莪术油。包合材料：β-环糊精。其他：无水乙醇、蒸馏水、硅胶 G 板。

【实验安排】

1. 莪术油-β-环糊精包合物的制备

（1）处方

莪术油	1.0 mL
β-环糊精	8.0 g
无水乙醇	5.0 mL
蒸馏水	100 mL

（2）制备

1）莪术油乙醇溶液：精密吸取莪术油 1 mL，加无水乙醇 5 mL，溶解，即得，备用。

2）β-环糊精饱和水溶液：称取 β-环糊精 8 g，置烧杯中，加蒸馏水 100 mL，在 (60 ± 1)℃ 条件下制成饱和水溶液，保温，备用。

3）莪术油-β-环糊精包合物：将 β-环糊精饱和水溶液 100 mL 置烧杯中于 60℃ 恒温磁力搅拌，另精密吸取莪术油乙醇溶液 5 mL，缓慢滴入 60℃ 的 β-环糊精饱和水溶液中，不断搅拌，并用 5 mL 无水乙醇洗涤移液管，将洗涤液滴入 β-环糊精饱和溶液中。待出现浑浊逐渐有白色沉淀析出，继续搅拌 1 h，停止加热，继续搅拌自然降温至室温，最后置冰箱或冰浴中，放置 12 h，待沉淀析出完全后，抽滤，用无水乙醇 5 mL 洗涤 3 次，抽滤，50℃ 以下干燥，称重，计算收率。

2. 质量检查

（1）包合物的形状考察

观察包合物的色泽、形态等外观特征。

（2）验证包合物形成

1）TLC 法

① 样品液的制备：莪术油样品液：吸取莪术油 0.5 mL，加无水乙醇 9.5 mL，溶解，即得；莪术油-β-环糊精包合物样品液：称取包合物适量，加无水乙醇 9.5 mL，振荡，取上清液，备用。

② TLC 条件：吸取样品 a、b 各 10 μL，点于同一硅胶 G 板上，以石油醚-乙酸乙酯

（9∶1）为展开剂，展开前将板置于槽中饱和 10 min，上行展开，展距 15 cm，以 1 % 香草醛浓硫酸液为显色剂，喷雾烘干显色。

2）DSC 法

① 样品液的制备：

样品 a：莪术油

样品 b：β – 环糊精

样品 c：莪术油 – β – 环糊精包合物

样品 d：莪术油与 β – 环糊精物理混合物（同包合物比例）。

② DSC 条件：用 α – Al_2O_3 为参比物，升温速率为 10 ℃ · min^{-1}，升温范围：室温至 350 ℃。样品与参比物的称量大致相等，约为 4 mg。

（3）测定包合物的收率、含油量、油的收率

1）精密量取莪术油 1 mL，置圆底烧瓶中，加蒸馏水 100 mL，用挥发油测定法提取莪术油并计算。

2）称取相当于 1 mL 莪术油的包合物置圆底烧瓶中，加水 100 mL，按上述方法提取莪术挥发油并计算。根据所测数据，计算包合物的收率、含油量、油的收率。

【实验结果】

1. 描述包合物的性状。

2. 挥发包合物的含油率、油的收率和包合物的收率。

3. 包合物形成的验证。①绘制或打印 TLC 图，叙述包合前后特征斑点与 R_f 值的情况，说明包合物的形成。②绘制或打印莪术油包合物的 DSC 图，比较包合前后与混合物的结果，说明包合物的形成。

【分析思考】

1. 制备包合物有哪些方法？各适用于什么情况？

2. 采用饱和水溶液法制备包合物的关键是什么？应如何进行控制？

3. 作为包合物的主分子，β – 环糊精有什么特点？

4. 包合物形成的验证方法有哪些？

实验二十

吲哚美辛微囊的制备及质量评价

【实验目的】
1. 掌握用单凝聚法和复凝聚法制备微囊的基本原理和方法及关键工艺条件。
2. 熟悉微囊的质量检查项目及评价方法。
3. 了解影响微囊成型的因素。

【实验原理】

微囊系指天然的或合成的高分子材料(囊材),将固体药物或液体药物(囊心物)包裹而成的药库型微型胶囊,其粒径通常在 $1 \sim 250~\mu m$ 范围内(图 2-20-1)。药物微囊化后,具有缓释,提高药物的稳定性,掩盖药物的不良气味和口味,降低药物对胃肠道的刺激性,减少复方药物的配伍禁忌,改善药物的流动性和可压性,使液态药物固体化的作用。根据临床需要可将微囊制成散剂、胶囊剂、片剂、注射剂、软膏等。

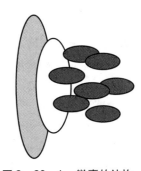

图 2-20-1 微囊的结构

微囊的制备方法很多,可归纳为物理化学法、化学法及物理机械法三大类(图 2-20-2)。可根据药物与囊材的性质与微囊的粒径、释放性能等要求进行选择。

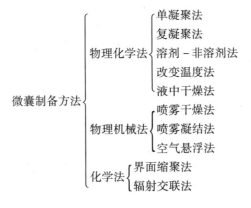

$$微囊制备方法 \begin{cases} 物理化学法 \begin{cases} 单凝聚法 \\ 复凝聚法 \\ 溶剂-非溶剂法 \\ 改变温度法 \\ 液中干燥法 \end{cases} \\ 物理机械法 \begin{cases} 喷雾干燥法 \\ 喷雾凝结法 \\ 空气悬浮法 \end{cases} \\ 化学法 \begin{cases} 界面缩聚法 \\ 辐射交联法 \end{cases} \end{cases}$$

图 2-20-2 微囊的制备方法

本实验采用单、复凝聚法制备微囊,工艺简单,可用于多种类药物的微囊化。复凝聚法的原理是利用一些高亲水性胶体带有电荷的性质,当两种或两种以上带相反电荷的胶体液混合时,因电荷中和而凝聚。当溶液中存在药物时,囊材就包在药物离子周围形成微囊,此时微囊较松软,当降低温度使系统达到胶凝点以下时,则逐渐胶凝、硬化,再加入甲醛使囊膜变性固化而得微囊成品。

单凝聚法制备微囊的原理是利用凝聚剂(强亲水性电解质或非电解质,如小分子极性较强的醇)与高分子囊材溶液的水合膜中水分子结合,致使囊材的溶解度降低,在搅拌条件下自体系中凝聚成囊而析出,这种凝聚是可逆的,一旦解除促凝聚条件(如加水稀释),就可发生解凝聚现象,需根据囊材性质进行固化。

【器材与试剂】

光学显微镜、恒温水浴锅、电动搅拌器、烧杯、抽滤装置等。

原料药:吲哚美辛。囊材:明胶、阿拉伯胶。试剂:甲醛、戊二醛、Schiff 试剂、醋酸、NaOH、无水硫酸钠、pH 试纸、焦亚硫酸钠。

【实验安排】

1. 单凝聚法制备吲哚美辛微囊

(1)处方

吲哚美辛	2 g
明胶	2 g
10 % 醋酸溶液	适量
40 % 硫酸钠溶液	适量
37 % 甲醛溶液	2.4 mL
蒸馏水	适量

(2)制备

1)明胶水溶液的制备:称取明胶 2 g,加适量的蒸馏水浸泡,溶胀后于(50±1)℃水浴加热溶解,用水稀释至 60 mL,即得。

2)40 % 硫酸钠溶液的配制:称取无水硫酸钠 36 g,加蒸馏水 90 mL 混匀,于(50±1)℃溶解并保温即得,备用。

3)硫酸钠稀释液的浓度计算及配制:根据成囊后系统中所含的硫酸钠浓度(如为 a %),再增加 1.5 %,以(a + 1.5)%算得稀释液浓度,再计算 3 倍于系统体积所需硫酸钠的重量。重新称量硫酸钠,配成该浓度后,置(50±1)℃放置即得,备用。

4)微囊的制备:称取吲哚美辛 2 g 于烧杯中,加入 60 mL 明胶溶液,搅拌后用 10 % 醋酸调节 pH 为 3~4(耗酸约 7 mL),取少许于载玻片上用显微镜观察,并记录结果。

将以上混悬液置于(50±1)℃水浴中,搅拌下缓慢滴加 40 % 硫酸钠,至显微镜观察已凝聚成囊(需要硫酸钠溶液 10~12 mL),记录硫酸钠溶液用量。计算系统中硫酸钠的百分浓度,以及硫酸钠稀释液浓度,并配制稀释液。搅拌下将成囊系统体积 3 倍的硫酸钠稀释液倒入囊系统中,使凝聚囊分散,冰水浴降温至 5~10 ℃,加 37 % 甲醛 2.4 mL,搅拌15 min,加 20 % NaOH 调节 pH 至 8~9,继续搅拌 1 h,充分静置后,抽滤,用蒸馏水抽洗至洗出液无甲醛(用 Schiff 试剂检查不显色)为止,抽干,即得。

(3)质量检查

在光学显微镜下观察制的微囊的形状,测定其粒径及其分布。

(4)注意事项

1)为避免离子干扰凝聚,制备及荡洗容器均应用蒸馏水。

2)明胶为高分子化合物,其溶液配制不可过早加热,需先自然溶胀,再加热溶解。

3）40％硫酸钠溶液在温度低时会析出晶状体,配好后应加盖于50℃保温备用。

4）硫酸钠稀释液的浓度至关重要,在凝聚成囊并不断搅拌下,立即计算出稀释液的浓度。浓度过高或过低时会导致凝聚囊粘连成团或溶解。

5）在5～10℃加入甲醛固化,可以提高固化效率。固化完成后应将甲醛洗净,避免其毒性。

6）Schiff试剂的配制及保存方法:将100 mL蒸馏水于锥形瓶中加热至沸,去火,加入0.5 g碱性品红,时时摇荡,并保持微沸5 min后,室温冷却至50℃时过滤,滤液中加入10 mL的1 mol·L^{-1}盐酸,冷却至25℃时再加0.5 g焦亚硫酸钠,充分振荡后塞紧瓶塞,将滤液于暗处静置12～24 h。待其颜色由红退至淡黄后,再加入0.5 g活性炭,搅拌5 min,过滤,滤液为无色澄清液,置棕色瓶中密闭,外包黑纸,贮于4℃冰箱中备用。贮存中若出现白色沉淀,则不再用;若颜色变红,则可加入少许亚硫酸氢钠,使之转变为无色,仍可再用。Schiff试剂应临用新配。

2. 复凝聚法制备吲哚美辛微囊

（1）处方

吲哚美辛	1.0 g
明胶	1.0 g
阿拉伯胶	1.0 g
5％醋酸溶液	适量
25％戊二醛溶液	3.0 mL

（2）制备

1）明胶溶液的配制:处方量明胶用适量水浸泡溶胀,温水浴（50℃）加热溶解,加水至30 mL,搅匀,备用。

2）阿拉伯胶溶液的配制:于小烧杯中放适量水,将处方量阿拉伯胶粉末撒于液面,待粉末润湿下沉后,搅拌溶解,加水至30 mL,搅匀,备用。

3）吲哚美辛微囊的制备:称取处方量的吲哚美辛置于研钵中,尽量研细后加入少量1）和2）的混合液至润湿,进行加液研磨（约1 h）,直至在显微镜下观察无大的晶状体后,加入剩余的混合液混匀,倒入烧杯内于50℃水浴恒温搅拌,滴加5％醋酸溶液至pH约为4,于显微镜下观察成囊后,加30℃水120 mL稀释凝聚囊后,转至冰水浴搅拌至10℃以下,加入25％戊二醛溶液中继续保温、搅拌2 h,静置待微囊沉降完全,倾去上清液,滤取微囊,用水洗至无醛味,并用Schiff试剂检查不显色为止,抽干,50℃烘干,即得。

（3）质量检查

在光学显微镜下观察制得微囊的性状,测定其粒径及其分布。

（4）注意事项

1）明胶、阿拉伯胶溶液的配制须先溶胀,再溶解。

2）在研磨操作中,加液前应尽量研细晶状体,增加表面积;加液量不可过量,否则因液体流动性难以达到研磨晶状体的效果;加液研磨一段时间后会发现液体转化为凝胶状,在镜下观察,直至无大晶体为止。

3）加戊二醛固化前,需将体系温度降至10℃以下。

【实验结果】

1. 微囊的性状

记录所制微囊的外观、颜色、形状,并绘制微囊和乳剂在光学显微镜下的形态图,并说明两者之间的差别。

2. 测定微囊的大小

记录最大和最多粒径。

3. 测定平均粒径及其分布

记录所制微囊的平均粒径及其粒度分布,应提供粒径的平均值及其分布的数据和图形。

4. 讨论

难溶性固体药物与液态药物在制备微囊过程中各有的特点。

【分析思考】

1. 用单凝聚与复凝聚工艺制备微囊时,药物必须具备什么条件?　为什么?

2. 单凝聚工艺与复凝聚工艺有什么异同?

3. 在制备微囊时,应如何改善微囊的外形与收率?

实验二十一

氟尿嘧啶微球的制备及质量评价

【实验目的】

1. 掌握用乳化－交联法制备微球的基本原理与工艺。
2. 熟悉微球的质量检查方法。
3. 了解制备微球的基本原理。

【实验原理】

微球(microspheres)系指药物溶解和(或)分散在高分子材料基质中,形成的骨架型微小(类)球状实体,见图 2－21－1。微球的粒径大小不等(1～250 μm),但一般较小(1～3 μm),而粒径在 0.1～1 μm 的称为亚微球,粒径在 100 nm 以下的称纳米球。

微球既能保护药物免遭破坏,又与某些组织细胞有特殊亲和性,集中于靶区逐步扩散释放药物或被溶酶体中的酶降解而释放药物,因此,微球在临床治疗上属于被动靶向制剂。

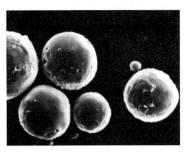

图 2－21－1　微球(电镜下)

微球在制剂过程中是一个中间体,先制备微球,之后可以根据需要制备各种剂型,如散剂、胶囊剂、注射剂、混悬剂、咀嚼片、软膏剂、栓剂甚至气雾剂、吸入式粉雾剂等。

微球的制备方法很多。常见的有乳化分散法、凝聚法、聚合法等,可根据所需微球的粒度与释药性能及临床给药途径不同选用。微球制备方法如图 2－21－2。

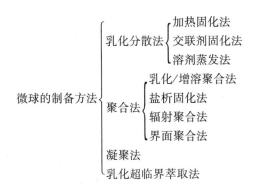

图 2－21－2　微球的制备方法

乳化－交联法的基本原理是将药物与适宜的高分子材料(如清蛋白溶液),通过机械乳化法制成一定大小的乳粒,然后加入交联剂使之固化成粒。加热固化法是指利用蛋白质受热凝固的性质,在 100～180 ℃的条件下加热,使乳剂的内相固化、分离从而制备微球的方法。

制备微球常用的材料有明胶、血清蛋白、人工细胞、聚乙二醇、聚乳酸、乙基纤维素等。材料的选用取决于给药途径、药物的性质、最终剂型等多种因素。明胶是非特异性蛋白，价廉易得，固化后机械强度好，化学性质稳定，遇水不溶胀，载药量较大，是较好的微球材料之一。

微球的质量评价项目有：①形态、粒径及其分布的检查；②载药量与包封率的检查；③释药速度的检查；④有害有机溶剂的限度检查；⑤突释效应或渗漏率的检查；⑥符合有关制剂通则或缓释、控释、迟释制剂指导原则的要求。

【器材与试剂】

恒温水浴、电动搅拌器、高速离心机、长针头注射器。

原料药：氟尿嘧啶。辅料：明胶、牛血清蛋白、液状石蜡、油酸山梨坦80（司盘80）、25％戊二醛、异丙醇、乙醚、氢氧化钠、蒸馏水。

【实验安排】

1. 氟尿嘧啶明胶微球的制备（乳化－化学交联法）

（1）处方

氟尿嘧啶	0.6 g
明胶	0.5 g
油酸山梨坦	0.5 mL
25％戊二醛	0.1 mL
液状石蜡	20 mL
异丙醇	适量
乙醚	适量
蒸馏水	适量

（2）制备

1）明胶溶液的配制：称取0.5 g明胶，加水适量浸泡溶胀后，（50±1）℃加热溶解，加水至5 mL，得浓度为10％的溶液，保温备用。

2）氟尿嘧啶明胶微球的制备：称取0.6 g氟尿嘧啶置于烧杯中，加入5 mL明胶溶液，在50℃搅拌得均匀混悬液。将20 mL液状石蜡与乳化剂司盘80 0.5 mL混合均匀，在50℃快速搅拌下将含药物的明胶混悬液滴入，乳化10 min后形成W/O乳剂，镜检。立即在0～4℃冰水浴中冷却，并低速搅拌10 min后加入25％戊二醛0.1 mL，用20% NaOH溶液调节pH至8～9，继续搅拌交联1 h。再以40 mL异丙醇脱水2 h，镜检，抽滤微球，用异丙醇、乙醚分别各洗涤3次，50℃干燥，即得。

2. 氟尿嘧啶清蛋白微球的制备（乳化－热交联法，即加热固化法）

（1）处方

氟尿嘧啶	0.6 g
牛血清蛋白	0.5 g
司盘80	1.0 mL
油状石蜡	33 mL
乙醚	适量
蒸馏水	适量

（2）制备

1）牛血清白蛋白溶液的配制：称取 0.5 g 牛血清蛋白，加蒸馏水 5 mL 在(50 ±1) ℃配制成 10 % 的溶液，保温备用。

2）氟尿嘧啶清蛋白微球的制备：称取 0.6 g 氟尿嘧啶置西林瓶中，加入(50 ±1) ℃的牛血清蛋白溶液，搅拌得均匀混悬液。将此混悬液用吸管加入事先混匀的 33 mL 液状石蜡与 1 mL 司盘 80 的液层下，并同时搅拌，形成 W/O 型乳剂，镜检。继续搅拌下用油浴加热逐渐升温至 120 ℃，并维持加热交联固化 30 min。然后边搅拌边降至室温，镜检。2 000 r·min⁻¹ 离心，微球下沉，倾入上清液，微球用适量乙醚洗涤，挥发尽乙醚，50 ℃ 干燥，即得。

（3）注意事项

牛血清蛋白溶液配制时先加冷蒸馏水搅拌均匀，约 20 min 后用加热（加热必须是在有限溶胀过程之后）。

3. 微球的质量检查

（1）测定微球的粒径大小

取微球少许于载玻片上，加水少许分散均匀，用光学显微镜测定 200 个微球的粒径。

（2）测定微球的包封率

氟尿嘧啶明胶微球经碱水解后，于 265 nm 处测定测定吸光度，标准曲线法定量，分别计算载药量和包封率。

【实验结果】

1. 描述微球的性状，并计算微球的收率。

2. 绘制微球在光学显微镜下的形态。

3. 统计 200 个微球的平均粒径，绘制微球粒径分布直方图。

4. 测定休止角。

5. 比较各种微球的粒径分布的均匀性、流动差异，并说明其原因。

【分析思考】

1. 戊二醛作为化学交联剂与甲醛相比有何不同？

2. 在化学交联过程中为什么要调 pH 8 ~9？

3. 加热交联固化的机制是什么？ 在此过程中，温度与时间哪个因素更重要？

实验二十二
姜黄素脂质体的制备及质量评价

【实验目的】

1. 掌握脂质体的基本组成材料的结构和特征及应用。
2. 掌握薄膜分散法制备脂质体的工艺。
3. 掌握用超速离心法测定脂质体包封率的方法。
4. 了解影响脂质体包封率的因素。

【实验原理】

脂质体(liposomes)系指将药物包封于类脂质体双分子层内而形成的微型泡囊,也有人称脂质体为类脂小球或液晶微囊,类脂质体双分子层厚度约为 4 nm,脂质体基本结构见图 2 - 22 - 1。在脂质体内,有双分子层分成不同的隔室,亲脂性基团彼此包封隔室称油相隔室,由亲水性基团包封隔室称水相隔室。脂质体按其结构及大小不同可分为:①小单室脂质体(SUV),粒径为 20 ~ 80 nm;②大单室脂质体(LUV),粒径为 80 ~ 1 000 nm;③多室脂质体(MLV),粒径为 1 ~ 5 μm;④多囊脂质体(MVL),粒径为 5 ~ 50 μm。

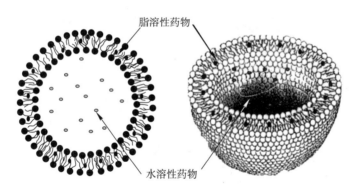

图 2 - 22 - 1 脂质体的结构

脂质体作为药物的载体具有以下特点:①靶向性(最重要特征);②缓释、长效作用;③降低药物毒性;④提高药物的化学稳定性;⑤具有良好的组织相容性和细胞亲和性。

在脂质体制备过程中,若为非极性药物,则先与磷脂、胆固醇混合后,溶于有机溶媒中,当形成脂质体时,包封在油相隔室中;当药物是极性药物时,则先溶于水相中,当形成脂质体时,包封在水相隔室中。

脂质体制备方法可分为两类:被动载药法和主动载药法。被动载药法是指脂质体的形成和药物的装载同步完成;主动载药法是指先制备不含药物的空白脂质体,再借助特定药物装载动力来实现药物的跨膜装载,但是主动载药法对药物性质有特殊要求,并不适合所有药物。常见的脂质体制备方法如图 2 - 22 - 2。

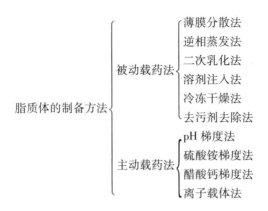

图 2 - 22 - 2　脂质体的制备方法

脂质体的质量评价项目有:①形态、粒度及其分布;②表面电性;③主药含量;④包封率;⑤渗漏率;⑥脂质体的稳定性;⑦脂质体的体内分布。其中,包封率是评价脂质体质量的最重要指标之一,《中国药典》2010 年版规定脂质体的包封率应不低于 80%。脂质体的包封率表示方法有 3 种:重量包封率(Q_W)、体积包封率(Q_V)和药脂包封比(E_W)。包封率的测定一般采用适宜方法将脂质体与未包裹的游离药物分离,然后分别测定药量,计算包封率。常用的分离方法有:葡聚糖凝胶过滤法、超速离心法、透析法、超滤膜过滤法和离子交换树脂法等。

姜黄素(curcumin,CUR)是从姜科姜黄属植物姜黄、莪术、郁金中提取的有效成分,具有抗炎、抗氧化、抗肿瘤、降血脂等作用。但是,姜黄素难溶于水,在体外容易被氧化,在体内其生物利用度低。制备脂质体后不但可解决其不易溶于水的难题,还可增加其靶向性,因此是抗肿瘤药物的理想载体。

本实验采用薄膜分散法制备姜黄素脂质体,并对其包封率、氧化指数等进行测定。

【器材与试剂】

旋转蒸发仪、高速离心机、超声波清洗仪、容量瓶、圆底烧瓶、滤膜(0.8 μm)。

磷酸盐缓冲溶液(pH 6.8)、卵磷脂、胆固醇、无水乙醇、乙醚。

【实验安排】

1. 空白脂质体溶液的制备

精密称取卵磷脂和胆固醇各 1.0 g,置于 1 000 mL 的圆底烧瓶中,加入乙醚 10 mL 溶解,35 ℃减压蒸发至干成膜,加入 pH 6.8 的磷酸缓冲盐溶液 20 mL,旋转 20 min,使膜溶解,放置 3 h,使其充分水合。然后超声(150 W,40 kHz)3 min,0.8 μm 滤膜滤过,得乳白色胶体溶液,备用。

2. 姜黄素脂质体溶液的制备

精密称取卵磷脂和胆固醇适量,置于 1 000 mL 的圆底烧瓶中,加入乙醚 10 mL,振摇使其溶解,再加入 5 mg·mL⁻¹姜黄素的无水乙醇溶液 1 mL,于旋转蒸发仪上 35 ℃蒸干成膜,然后加入的磷酸盐缓冲溶液 20 mL,旋转 20 min,使膜溶解,放置 3 h 使其充分水合,超声 3 min,过 0.8 μm 滤膜,即得。

3. 姜黄素脂质体包封率的测定

（1）对照品溶液的配制

精密称取姜黄素对照品 10.06 mg，以无水乙醇定容为 10 mL，摇匀，量取 5 mL，无水乙醇稀释至 100 mL；再量取 5 mL，用混合溶剂（乙醇：乙醚 =7：2）定容至 50 mL 量瓶中，配制成质量浓度为 5.03 mg · L^{-1} 的对照品溶液，备用。

（2）标准曲线的制备

精密量取姜黄素对照品溶液 3 mL、4 mL、5 mL、6 mL、7 mL、8 mL、9 mL，用混合溶剂稀释至 10 mL，摇匀，在 424 nm 处测定吸收度。以浓度为横坐标，吸收度为纵坐标，得线性回归方程。并分别计算精密度试验 RSD，重复性试验 RSD，稳定性试验 RSD，回收率试验，以验证测定方法的可靠性。

（3）测定姜黄素脂质体包封率

精密量取制备好的姜黄素脂质体溶液 2 mL，10 000 r · min^{-1} 离心 60 min，取沉淀用混合溶剂溶解定容至 5 mL，依法测定，得到包含在脂质体中的含药量（W_1）。精密量取制备好的姜黄素脂质体溶液 2 mL，混合溶剂稀释至 10 mL，测定得到溶液中全部所含药量（W_2），按下式计算包封率：

$$包封率 = \frac{W_1}{W_2} \times 100\ \% \qquad (2-22-1)$$

4. 脂质体氧化指数的测定

将磷脂溶于无水乙醇配成一定浓度的澄明溶液，分别测定在波长 233 nm 及 215 nm 的吸光度，按下式计算氧化指数：

$$氧化指数 = \frac{A_{233\,nm}}{A_{215\,nm}} \qquad (2-22-2)$$

由于氧化偶合后的磷脂在波长 230 nm 左右具有紫外吸收峰而有别于未氧化的磷脂。测定脂质体的磷脂时，其氧化指数应控制在 0.2 以下。

【分析思考】

1. 试述脂质体作为药物载体的机制和特点。

2. 影响脂质体形成的因素有哪些？如何提高脂质体对药物的包封率？

3. 包封率测定方法如何选择？本文所用的超速离心法与其他方法相比，有何优缺点？

4. 测定脂质体的氧化指数有何意义？如何测定？

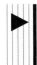

实验二十三

对乙酰氨基酚缓释片的制备及质量评价

【实验目的】

1. 掌握缓释制剂释放度的测定方法及要求。

2. 熟悉缓释制剂的基本原理与设计方法。

3. 熟悉缓释制剂质量评价的项目及方法。

【实验原理】

缓释制剂系指延长药物在体内的吸收而达到延长药物作用时间为目的的制剂。缓释制剂的种类很多,按给药途径有口服、肌内注射、透皮及腔道用制剂等。其中口服缓释制剂研究最多。口服缓释制剂又根据释药过程符合一级动力学(或 Higuchi 方程)和零级动力学方程分为缓释制剂和控释制剂。缓、控释制剂有多种模式,如膜控释、溶蚀性骨架型、水凝胶骨架型、胃内漂浮滞留型、缓释微丸、渗透泵型等。

缓、控释制剂改善了药物的有效性和安全性,可减少普通剂型给药后血药浓度的峰谷比,从而具有降低药物的毒副作用的发生率和强度以及减少给药频率等优点。本实验制备的对乙酰氨基酚缓释片,为通过延缓药物的溶解和扩散达到缓释的目的。

缓释制剂的释放度测定:所用仪器和方法同一般制剂的溶出度测定。普通制剂的溶出度测定通常采用一个时间点取样,而释放度测定则采用 3 个以上时间点取样。本实验用市售对乙酰氨基酚片进行溶出度测定,而用自制缓释制剂进行释放度测定。将两者的结果进行比较,以评价缓释作用。

【器材与试剂】

单冲压片机、智能溶出仪、药筛。

对乙酰氨基酚、羟丙基甲基纤维素(k_{100m})、乳糖、80 % 乙醇溶液、硬脂酸镁。

【实验安排】

1. 对乙酰氨基酚缓释片的制备

(1)处方(100 片用量)

对乙酰氨基酚	10 g
羟丙基甲基纤维素(k_{100m})	4 g
乳糖	5 g
80 % 乙醇溶液	适量
硬脂酸镁	0.23 g

(2)操作

1) 将对乙酰氨基酚、乳糖粉碎过 100 目筛。

2) 羟丙基甲基纤维素过 80 目筛。

3) 80 % 乙醇溶液的配制:取 95 % 乙醇溶液加蒸馏水稀释,即得。

4）缓释片的制备:按处方量称取对乙酰氨基酚、羟丙基甲基纤维素及乳糖于乳钵中,将其混匀,加80％乙醇溶液制备软材,过18目筛制粒,湿颗粒在50～60℃干燥,干颗粒经16目筛整粒,称重加硬脂酸镁,混匀,压片,即得。每片含对乙酰氨基酚100 mg。

2. 对乙酰氨基酚缓释制剂释放度的测定

（1）标准曲线的制备

精密称取对乙酰氨基酚已研细的对照品约40 mg,置250 mL量瓶中,加0.4％氢氧化钠溶液50 mL溶解后,加水至刻度,摇匀,分别精密量取1.25 mL、2.5 mL、5 mL、7.5 mL、10 mL,置100 mL量瓶中,加0.4％氢氧化钠溶液10 mL,加水至刻度,摇匀,照分光光度法（药典附录ⅣA）,在257 nm的波长处测定吸收度,按$C_8H_9NO_2$的吸收系数（$E_{1cm}^{1\%}$）为715计算。以吸收度对浓度进行回归分析,得到标准曲线回归方程。

（2）释放度的测定

取自制的对乙酰氨基酚缓释片1片,照溶出度测定法（药典附录Ⅹ C第一法）,以稀盐酸（取盐酸234 mL加水稀释至1 000 mL,即得。本品含盐酸应为9.5％～10.5％）24 mL加水至1 000 mL为释放介质,温度（37±0.5）℃,转速为每分钟100转,依法操作,经0.5 h、1 h、2 h、3 h、4 h、6 h、10 h、12 h分别取样5 mL,同时补加同体积释放介质,样品经微孔滤膜滤过,精密量取续滤液1 mL,加0.04％氢氧化钠溶液稀释至50 mL,摇匀,照分光光度法（药典附录ⅣA）,在257 nm的波长处测定吸收度,按$C_8H_9NO_2$的吸收系数为715,分别计算出每片在上述不同时间的溶出量。

（3）溶出度的测定

取市售对乙酰氨基酚1片,同上测含量、溶出度,与对乙酰氨基酚缓释片对照。

【数据处理】

计算各取样时间点药物的累积释放量（％）,结果填于表2–23–1。

表2–23–1　缓释制剂的累积释放量

样品	缓释片						
取样时间/h	0.5	1	2	3	4	6	12
稀释倍数							
测定值（A）							
累积释放量/％							

$$释放量 = \frac{c \times D}{标示量} \times 100\% \qquad (2-23-1)$$

式中 c 为溶出介质中药物浓度,D 为溶出介质（mL）。

绘制累积百分释放量–时间曲线图（纵坐标为累积释放量,横坐标为时间）。

【分析思考】

1. 设计口服缓释制剂时主要考虑哪些影响因素?

2. 缓释制剂的释放度实验有何意义?如何使其具有实用价值?

实验二十四

诺氟沙星控释胶囊的制备及质量评价

【实验目的】

1. 掌握微囊控制释药的机理。

2. 熟悉溶剂 – 非溶剂法制备微囊的工艺。

【实验原理】

控释胶囊(controlled release capsules)系指在规定的释放介质中缓慢地以恒速或接近恒速释放药物的胶囊剂。可将控释小丸或微囊、微球装填于胶囊而制成。控释胶囊应符合控释制剂的有关要求并应进行释放度检查。

微囊膜是一种半透膜,在胃肠液中,水分可以渗透入囊内,溶解药物,形成饱和溶液,然后通过孔道扩散到囊外的消化液中。囊膜的厚度、微孔的孔径和弯曲度等决定药物的释放速度。

溶剂 – 非溶剂法是制备微囊的一种物理化学方法,该法将药物均匀分散或溶解于含有囊材的溶液中,然后在搅拌下加入囊材的非溶剂中,含药的囊材溶液在搅拌下临时形成乳滴,然后乳滴中的溶剂扩散进入非溶剂中,乳滴中的囊材凝聚而固化,药物被包裹在囊材中形成微囊。

诺氟沙星为第三代喹诺酮类抗菌药,抗菌谱广,作用强,常用剂型为胶囊。口服每日给药 3 ~ 4 次,给药频繁,血药浓度易出现峰谷现象使不良反应增加。为此,我们研制了诺氟沙星控释胶囊,以期达到减少每天给药次数,保持血药浓度平稳,提高疗效的目的。

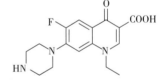

诺氟沙星的化学结构

【器材与试剂】

真空干燥箱、紫外分光光度计、差热分析仪、离心沉淀机、智能溶出试验仪、手工胶囊填充板、微孔滤膜。

乙基纤维素、诺氟沙星、二氯甲烷、正己烷、$0.1 \ mol \cdot L^{-1}$ HCl、Al_2O_3。

【实验安排】

1. 诺氟沙星微囊的制备

取诺氟沙星约 2.5 g,加入以二氯甲烷为溶剂制成的 5 % 乙基纤维素溶液 50 mL(含乙基纤维素约 2.5 g),搅拌速度控制在 $150 \ r \cdot min^{-1}$ 左右,40 ℃恒温水浴下搅拌 1 h,制成诺氟沙星混悬液。然后,移至冷水浴(15 ℃左右)中,边搅拌边加入正己烷稀释,引起相分离而将诺氟沙星包封成微囊。置离心沉淀机中($3\ 000 \ r \cdot min^{-1}$)离心 20 min,清除上清液,平铺于玻璃表面皿上,在真空干燥箱中干燥 3 h(温度控制在 75 ~ 80 ℃),即得。

2. 差热分析(DTA)

取制得的诺氟沙星微囊样品 10 mg 左右,以 Al_2O_3 为参比物,升温速率为 $10 \ ℃ \cdot min^{-1}$,测得的 DTA 曲线并记录曲线图。

3. 诺氟沙星微囊体外释放度的测定

用上述工艺制备的诺氟沙星微囊,装入 0 号胶囊中,精密称定后,置药物溶出仪的转篮中,以 0.1 mol·L^{-1}HCl 为溶出介质,温度在(37±0.5)℃,转速 100 r·min^{-1},定时定量取样,微孔滤膜滤过,及时补充溶出介质。样品适当稀释后于 276 nm 波长处测定吸收度 A 值,代入回归方程计算诺氟沙星浓度。计算累积溶出百分率,结果填入表 2-24-1。

4. 诺氟沙星控释胶囊的制备

将制得的诺氟沙星微囊整粒、过筛、混匀,再加入微囊重量 20% 的诺氟沙星原料药。将微囊与原料药混合均匀,用手工胶囊填充板(图 2-24-1)装入 0 号胶囊中,精密称重,即得。

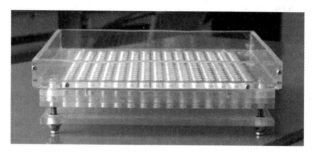

图 2-24-1　手工胶囊填充板

5. 诺氟沙星控释胶囊的体外释药试验

将诺氟沙星控释胶囊置药物溶出仪中,按"3"中的方法进行体外释放度测定及计算,结果填入表 2-24-1。

表 2-24-1　诺氟沙星微囊和控释胶囊的累积释药百分率/%

时间/min	微囊累积释药量	控释胶囊累积释药量
20		
40		
60		
90		
120		
180		
240		
300		
360		

6. 诺氟沙星微囊、控释胶囊的体外释药试验数据处理

利用 Microsoft Excel 软件,对表 2-24-1 微囊、控释胶囊的体外累积释药百分率用零级方程拟合,记录结果以判断其释药特性。零级方程为:

$$R\% = a + bt \qquad\qquad (2-24-1)$$

式中,$R\%$ 为累积释药百分率,t 为释放时间。

7. 诺氟沙星的含量测定[引自《中国药典》2010 版(二部)]

取本品约 25 mg,精密称定,置 100 mL 量瓶中,加 0.1 mol·mL^{-1}HCl 溶液 2 mL,使溶解

后,用水稀释至刻度,摇匀,精密量取 5 mL,置 50 mL 量瓶中,用流动相溶液(0.025 mol·L^{-1}磷酸溶液 – 乙腈 = 83:13)稀释至刻度,摇匀,进样量 20 μL 注入液相色谱仪,记录色谱图;另取诺氟沙星对照品,同法测定,按外标法以峰面积计算药物含量。

【分析思考】

1. 使用差热分析验证微囊的原理是什么? 如何解析 DTA 曲线?

2. 为什么在制备控释胶囊时,需要再加入微囊重量 20% 的诺氟沙星原料药?

实验二十五

盐酸表柔比星－PLGA 纳米粒的制备及质量评价

【实验目的】

1. 掌握乳化－溶剂挥发法制备纳米粒的工艺。
2. 熟悉纳米粒的质量评价指标和方法。
3. 了解被动靶向制剂与主动靶向制剂的区别和各自类型。

【实验原理】

纳米粒(nanoparticles)一般系指 1～100 nm 的粒子。由于 100 nm 以下的粒子的尺寸效应带来一系列独特的理化性质和生物学性质的变化,因此纳米粒是药剂学中非常受关注的研究领域之一。纳米粒有两大类,即药物纳米粒和载体纳米粒,载体纳米粒系指药物以溶解、分散、吸附或包裹于载体材料中形成的纳米级粒子。

聚乳酸－羟基乙酸共聚物[poly(lactic-co-glycolic acid),PLGA]是由两种单体——乳酸和羟基乙酸随机聚合而成,是一种可降解的功能高分子有机化合物,具有良好的生物相容性、无毒、良好的成囊和成膜性能,被广泛应用于制药、医用工程材料和现代化工业领域。在美国 PLGA 已通过 FDA 认证,被正式作为药用辅料收录进美国药典。

不同的单体比例可以制备出不同类型的 PLGA,例如:PLGA 75∶25 表示该聚合物由 75％乳酸和 25％羟基乙酸组成。所有的 PLGA 都是非定型的,其玻璃化温度在 40～60 ℃。纯的乳酸或羟基乙酸聚合物比较难溶,与之不同的是,PLGA 展现了更为广泛的溶解性,它能够溶解于更多更普遍的溶剂当中,如氯化溶剂类、四氢呋喃、丙酮或乙酸乙酯等。

破坏酯键会导致 PLGA 的降解,降解程度随单体比不同而有差异,乙交酯比例越大,越易降解。也存在特例,当两种单体比为 50∶50 时,降解的速度会更快,约为 2 个月。PLGA 的降解产物是乳酸和羟基乙酸,同时也是人代谢途径的副产物,所以当它应用在医药和生物材料中时几乎无毒副作用(乳糖缺陷者除外)。通过调整单体比,进而改变 PLGA 的降解时间,该方法已广泛应用于生物医学领域中,如:皮肤移植,伤口缝合,体内植入,微纳米粒等。市售的治疗晚期前列腺癌的 Lupron Depot 即是用 PLGA 充当药物载体。

盐酸表柔比星(表阿霉素)是临床常用的抗生素类抗肿瘤药物,但心脏毒副作用严重,制成纳米粒后可靶向至癌细胞,避免对正常组织造成损害。其化学结构如下:

盐酸表柔比星的化学结构

本实验以低毒、可降解的聚乳酸 – 羟基乙酸共聚物(PLGA)作为载体材料,采用乳化 – 溶剂挥发法制备纳米粒。

【器材与试剂】

透析袋(截留相对分子质量 3 500)、紫外可见分光光度计、高速离心机、透射电子显微镜、激光粒度分布仪、冷冻干燥机、磁力加热搅拌器、微量取样器、微孔滤膜($\phi = 0.8\ \mu m$)、EP 管。

盐酸表柔比星、PLGA(LA – GA 为 50∶50)、乳糖、司盘 80、聚山梨酯 80、泊洛沙姆 177(F 68)、双蒸水、二氯甲烷、三氯甲烷、丙酮。

【实验安排】

1. 盐酸表柔比星纳米粒的制备

称取盐酸表柔比星 4 mg,溶解于双蒸水 100 μL 中作内水相(W_1),取适量 PLGA 溶于有机溶剂(三氯甲烷∶丙酮 = 3∶1)1 mL 得油相(O),吸取 O 至 W_1 中,加 20 μL 司盘 80,超声 1 min 得初乳(W_1/O);并用注射器将初乳缓慢滴至含乳化剂(F 68 和聚山梨酯 80)的外水相 20 mL(W_2)中,室温下 800 r · min^{-1} 搅拌 15 min 后形成复乳(W_1/O/W_2);随后将复乳倒至含量为 1 % 的 F 68 溶液 90 mL 中,室温下常压磁力搅拌 24 h 至丙酮和三氯甲烷完全挥发,得乳光明显的淡红色纳米粒胶体溶液,经孔径 0.8 μm 微孔滤膜过滤,加入适量乳糖,真空中冻干,制得盐酸表柔比星纳米粒冻干粉。

2. 纳米粒的质量评价

(1) 总含药量、载药量和药物利用率的测定

称取纳米粒冻干粉(含盐酸表柔比星约 3 mg)至 10 mL 离心管中,加入 0.9 % 氯化钠溶液 5 mL 混悬,再加入二氯甲烷 1 mL,超声破膜 1 min,涡旋振荡 3 min,3 000 r · min^{-1} 离心 5 min,取上层水相,在 480 nm 处测定吸光度(A),代入标准曲线计算纳米粒的总含药量、载药量和药物利用率。载药量和药物利用率计算公式如下:

$$载药量 = \frac{总含药量}{纳米粒重量} \times 100\ \% \tag{2 – 25 – 1}$$

$$药物利用率 = \frac{总含药量}{投入药量} \times 100\ \% \tag{2 – 25 – 2}$$

(2) 包封率的测定

精密称取纳米粒冻干粉(含盐酸表柔比星约 3 mg)至 1.5 mL EP 管中,加入 0.9 % 氯化钠溶液 1 mL 充分混悬,20 000 r · min^{-1} 离心 15 min,取上层水相在 480 nm 处测定吸光度(A),代入标准曲线计算纳米粒中未包封的药物量,计算药物包封率,公式如下:

$$包封率 = (1 - \frac{未包封药量}{总含药量}) \times 100\ \% \tag{2 – 25 – 3}$$

(3) 纳米粒的体外释药实验

精密称取纳米粒适量(含盐酸表柔比星约 2 mg),均匀分散于 0.9 % 氯化钠溶液 10 mL 中,装入密闭透析袋,置于 0.9 % 氯化钠溶液 75 mL 中,在磁力加热搅拌器中[(37.0 ± 0.5)℃,100 r · min^{-1}],分别于 0.5 h、1 h、2 h、4 h、8 h、12 h、24 h、36 h、48 h、72 h、96 h、120 h、144 h、156 h 取出释放介质 5 mL,同时补充 0.9 % 氯化钠溶液 5 mL,可见分光光度法测定吸光度(A)。代入标准曲线计算不同时间的药物累积释放百分率。

（4）纳米粒平均粒径和分布

取适量盐酸表柔比星纳米粒胶体溶液，用去离子水稀释，振荡分散后置于样品管中，采用激光粒度分布仪检测纳米平均粒径、分布范围。

（5）纳米粒的形态观察

取适量盐酸表柔比星纳米粒胶体溶液，将其滴入覆有支持膜的铜网上自然干燥 2～3 min，用滤纸吸去多余的液体，然后将醋酸铀滴到铜网上使其染色，自然干燥后，将铜网放置于观察柄上，通过透射电镜观察纳米粒的形态和粒径。

【分析思考】

1. 乳化–溶剂挥发法常用于制备哪种纳米粒？在制备过程中，1％的 F 68 溶液起什么作用？

2. 试根据实验结果，绘制盐酸表柔比星纳米粒的释药曲线。

实验二十六

大黄结肠靶向制剂的制备及质量评价

【实验目的】
1. 掌握口服结肠靶向定位给药系统的概念及常见类型。
2. 掌握锅包衣法制备包衣片剂的工艺。
3. 熟悉肠溶衣片的质量检查项目及方法。

【实验原理】
口服结肠靶向定位给药系统(oral colon-specific drug delivery system, OCDDS)系指通过适当方法,使药物避免在胃、十二指肠、空肠和回肠前端释放,运送到人体回盲部后释放而发挥局部或全身治疗作用的一种给药系统,是一种定位在结肠释药的靶向制剂。

结肠定位释药的优点有:①提高结肠局部药物浓度,提高药效,有利于治疗结肠局部病变,如溃疡性结肠炎、结肠癌和便秘等;②结肠给药可避免首关效应;③结肠部位酶活性低,有利于多肽和蛋白质类大分子药物的吸收;④固体制剂在结肠中的转运时间很长,可达20~30 h。因此,OCDDS的研究对日服1次制剂的开发具有指导意义。

根据释药原理可将OCDDS分为五种类型:①时间控制型OCDDS;②pH依赖型OCDDS;③时控和pH依赖结合型OCDDS;④压力控制型OCDDS;⑤酶触发型OCDDS。

大黄为常用中药,具有泻热通肠、凉血解毒,逐瘀通经的功效,其主要成分见图2-26-1。其中,大黄素为橙色针状晶体,熔点256~257 ℃,微溶于水,能溶于乙醇,稍溶于乙醚、氯仿、苯,溶于苛性碱水溶液、碳酸钠溶液或氨溶液中并显樱红色。

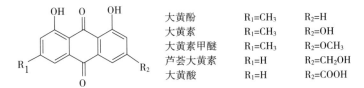

大黄酚	$R_1=CH_3$	$R_2=H$
大黄素	$R_1=CH_3$	$R_2=OH$
大黄素甲醚	$R_1=CH_3$	$R_2=OCH_3$
芦荟大黄素	$R_1=H$	$R_2=CH_2OH$
大黄酸	$R_1=H$	$R_2=COOH$

图2-26-1 大黄中的主要成分

【器材与试剂】
单冲压片机、锅包衣机、真空干燥机、超声波清洗机、高效液相色谱仪。

大黄提取物、淀粉、聚乙二醇4 000、乳糖、硬脂酸镁、羧甲基淀粉钠、聚丙烯酸树脂Ⅲ号、邻苯二甲酸二乙酯、吐温80、蓖麻油、95%乙醇、0.05%磷酸、人工胃液(0.1 mol·L^{-1}盐酸)、人工小肠液(pH 6.8磷酸盐缓冲液)、人工结肠液(pH 7.4磷酸盐缓冲液)。

【实验安排】

1. 大黄片芯制备

(1) 处方(100 片用量)

大黄提取物	2.5 g
淀粉	6 g
聚乙二醇 4 000	3 g
乳糖	8.1 g
硬脂酸镁	0.2 g
羧甲基淀粉钠	0.2 g
水	适量

(2) 操作

1) 过筛:按处方量称取大黄提取物、淀粉、乳糖、聚乙二醇 4 000,过 100 目筛。

2) 混合:充分混匀。

3) 制软材:加入适量蒸馏水,与干燥颗粒混合均匀即成软材,软材干、湿程度以用手紧握能成团而不粘手,手指轻压能裂开为度。

4) 过筛制粒:过 16 目尼龙筛网。

5) 干燥:将湿颗粒于 40 ℃干燥。

6) 整粒:16 目筛整粒。

7) 加崩解剂与润滑剂:按处方量称取硬脂酸镁和羧甲基淀粉钠,过 100 目筛加入干颗粒中混匀。

8) 压片。

2. 包衣

(1) 包衣液处方

聚丙烯酸树脂Ⅲ号	24 g
邻苯二甲酸二乙酯	8 g
吐温 80	2 g
蓖麻油	3 g
95 % 乙醇	400 mL

(2) 操作

1) 取素片 100 片置倾角为 40°的包衣锅内,锅内设置 3 块挡板,吹热风使素片温度 40～50 ℃。

2) 调解气压,使喷枪喷出雾状雾滴,以 1.5 mL·min^{-1} 的流速喷入,开启包衣锅并调整至转速为 50 r·min^{-1}。

3) 喷入包衣液直至达到片面色泽均匀一致,停止喷包衣液,根据片面粘连程度决定是否继续转动包衣锅。包衣完毕,取出片剂,40 ℃干燥。

3. 包衣片释放度的测定

(1) 色谱条件及标准贮备液

色谱柱:ODS C$_8$ 柱(4.6 mm ×250 mm),填料:allsphere,粒度:5 μm。

流动相:甲醇:0.05%磷酸(85:15)。

波长:254 nm。

流速:1.0 mL·min^{-1}。

柱温:室温。

进样量:20 μL/次。

标准贮备液:精密称取干燥至恒重的大黄素标准品 6.5 mg,置于 100 mL 容量瓶中,用无水乙醇溶液溶解并稀释至刻度,摇匀,备用。

(2) 以人工胃液做溶剂的大黄素标准曲线

精密量取标准品贮备液 10 mL 置于 25 mL 容量瓶中,水浴挥干溶剂,加入人工胃液超声辅助溶解(加入适量的聚乙二醇 4 000)并稀释至刻度,摇匀;精密量取上述溶液 1 mL、2 mL、3 mL、4 mL 和 6 mL 分别至 10 mL 容量瓶中,加人工胃液稀释至刻度,摇匀,即得到浓度为 2.6 μg·mL^{-1}、5.2 μg·mL^{-1}、7.8 μg·mL^{-1}、10.4 μg·mL^{-1} 和 15.6 μg·mL^{-1} 的对照品溶液。分别精密量取各对照品溶液 20 μL 注入高效液相色谱仪,在色谱条件下记录色谱峰及峰面积值。以峰面积(A)与浓度(μg·mL^{-1})进行回归,绘制标准曲线,得回归方程。

(3) 以人工小肠液做溶剂的大黄素标准曲线

精密量取标准品贮备液 10 mL 于 25 mL 容量瓶中,水浴挥干溶剂,加入人工小肠液超声辅助溶解(加入适量的聚乙二醇 4 000)并稀释至刻度,摇匀;精密量取上述溶液 1 mL、2 mL、3 mL、4 mL 和 6 mL 分别至 10 mL 容量瓶中,分别加人工小肠液稀释至刻度,摇匀,即得到浓度为 2.6 μg·mL^{-1}、5.2 μg·mL^{-1}、7.8 μg·mL^{-1}、10.4 μg·mL^{-1} 和 15.6 μg·mL^{-1} 的对照品溶液。分别精密量取各对照品溶液 20 μL 注入高效液相色谱仪,在色谱条件下,记录色谱峰及峰面积值。以峰面积(A)与浓度(μg·mL^{-1})进行回归,绘制标准曲线,得回归方程。

(4) 以人工结肠液做溶剂的大黄素标准曲线

精密量取标准品贮备液 10 mL 于 25 mL 容量瓶中,水浴挥干溶剂,加入人工结肠液超声辅助溶解(加入适量的聚乙二醇 4 000)并稀释至刻度,摇匀;精密量取上述溶液 1 mL、2 mL、3 mL、4 mL 和 6 mL 分别至 10 mL 容量瓶中,分别加人工结肠液稀释至刻度,摇匀,即得到浓度为 2.6、5.2、7.8、10.4 和 15.6 μg·mL^{-1} 的对照品溶液。分别精密量取各对照品溶液 20 μL 注入高效液相色谱仪,在色谱条件下,记录色谱峰及峰面积值。以峰面积(A)与浓度(μg·mL^{-1})进行回归,绘制标准曲线,得回归方程。

(5) 释放度的测定

取自制大黄结肠靶向片剂 6 片,分别放入智能溶出试验仪的 6 个篮中,(37±0.5) ℃恒温,释放介质 900 mL,转篮法,转速 100 r·min^{-1}。先在人工胃液释放 1 h,于规定时间点取样,将药片取出,用少量蒸馏水冲洗后,放入人工小肠液释放 3 h,于规定时间点取样,再以人工结肠液作为释放介质释放 1 h,于规定时间点取样。各时间点取样量为 5 mL(并同时补加释放介质 5 mL),微孔滤膜过滤,取续滤液作为供试品溶液,在色谱条件下记录色谱峰,将峰面积代入各个标准曲线计算累计释放度,将结果填入表 2-26-1。

表 2 - 26 - 1　大黄结肠包衣片的释放度

释放介质	时间/min	累积释放度/%					
		1	2	3	4	5	6
人工胃液	30						
	60						
人工小肠液	20						
	40						
	60						
	80						
	100						
	120						
	140						
	180						
人工结肠液	10						
	20						
	30						
	40						
	50						
	60						

【分析思考】

1. 有机溶剂包衣和水分散系包衣工艺的优、缺点是什么？

2. 薄膜包衣材料应具备哪些条件？常用的有哪些种类？

3. 包衣过程中哪些因素对包衣质量的影响较大？应如何控制和调整？

4. 结肠靶向片剂对释放度有什么要求？

实验二十七

药动学单室模型模拟实验

【实验目的】

1. 掌握隔室模型的体外循环模拟实验方法。
2. 掌握用"血药浓度""尿排泄数据"计算药动学参数的方法。
3. 了解隔室模型在药动学中的意义。

【实验原理】

1. 血药浓度

隔室模型是把药物在体内分布与消除速率相似的器官或组织用隔室来描述,将复杂的人体简单化为隔室的组合,将药物的体内过程定义为各隔室间药量的变化过程,并采用数学模型方法处理动力学数据。若药物在体内的分布符合单室模型特征,且按表观一级动力学从体内消除,则快速静脉注射时,则

$$X = X_0 e^{-Kt} \qquad (2-27-1)$$

用血药浓度表示为:

$$c = c_0 e^{-Kt} \qquad (2-27-2)$$

上式两边取常用对数,表达式为:

$$\lg c = -\frac{K}{2.303} t + \lg c_0 \qquad (2-27-3)$$

式中 c_0 为静脉注射后最初的血药浓度。以 t 对 $\lg c$ 作图应为一直线。消除速度常数 K 可由该直线的斜率等于 $-K/2.303$ 的关系而求出。c_0 可以从这条直线外推得到,用这个截距 c_0 可算出表观分布容积 V:

$$V = \frac{X_0}{c_0} \qquad (2-27-4)$$

式中,X_0 为静脉注射剂量。

2. 尿排泄数据

药物的消除速度常数有时也可从尿排泄数据来求算。为此,要求至少有部分药物以原形排泄,考虑到药物从体内消除的途径,有一部分采取肾排泄,另一部分以生物转化或胆汁排泄等非肾的途径消除。

设 X_u 为原形消除于尿中的药物量;K_e、K_{nr} 分别为肾排泄和非肾途径消除的表观一级速度常数。于是消除速度常数

$$k = K_e + K_{nr} \qquad (2-27-5)$$

则原形药物的排泄速度

$$\frac{dX_u}{dt} = K_e X \qquad (2-27-6)$$

177

式中 X 为 t 时间的体内药量。将式(2-27-1)中 X 值代入式(2-27-6)整理得

$$\lg\left(\frac{dX_u}{dt}\right) = \left(-\frac{K}{2.303}\right)t + \lg K_e X_0 \qquad (2-27-7)$$

由于用实验方法不易求出瞬时速度(dX_u/dt),因此用平均速度 $\Delta X_u/\Delta t$ 代替式(2-27-7)中的 dX_u/dt,并以时间对平均速度的对数作图为一条直线,其斜率为 $-K/2.303$,与血药浓度法所求的斜率相同。故药物的消除速度常数既可从血药浓度也可从尿排泄数据求出。这里要强调一点,平均尿排泄速度对数应该对集尿间隔内的中点时间作图。

【器材与试剂】

蠕动泵、磁力搅拌器、蠕动泵、玻璃模拟装置、紫外分光光度仪、容量瓶、移液管。

高锰酸钾、蒸馏水。

【实验安排】

单室模型玻璃模拟装置为带有 2 支管的三角烧瓶,烧瓶相当于体循环系统(图 2-27-1)。当把药物(用高锰酸钾液代替)注入烧瓶中后,用蠕动泵将水以一定的流速注入烧瓶中,药物不断地从 2 支管中清除,2 支管清除的药量可看做肾清除和非肾清除的药量。

1. 操作

将约 500 mL 的蒸馏水倒入烧瓶中,开动磁力搅拌器,以 20 mL·min^{-1} 流速将水连续注入烧瓶中,同时以同样的流速将液体由另一支管泵出,使进入烧瓶中的水量

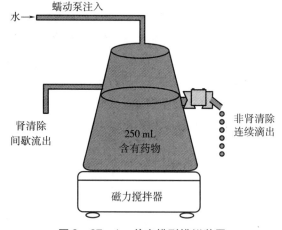

图 2-27-1 单室模型模拟装置

同排出的量相等,用橡皮管与夹子控制其中一个支管的流速,使得液体连续滴出,另一个支管间歇流出液体。电子分析天平称取 50 mg 高锰酸钾,完全溶解后移入 500 mL 大烧瓶中。按时间点 2.5 min、7.5 min、12.5 min、17.5 min、25.5 min、27.5 min、32.5 min、37.5 min、45 min、55 min,自烧瓶中用移液管吸取供试液 5 mL 作为"血药样品"测定血药浓度。同时定量收集不同时间段内由一支管流出的试液作为"尿药样品"测定尿药浓度。"尿样"取样时间间隔:0~5 min、5~10 min、10~15 min、15~20 min、20~25 min、25~30 min、30~35 min、35~40 min、40~50 min、50~60 min。

2. 标准曲线的制备

精密称取高锰酸钾 550 mg,置 2 000 mL 容量瓶内,加蒸馏水至刻度,配成 2.75 μg·mL^{-1} 的标准溶液,稀释定容配制系列浓度的溶液,紫外分光光度法 525 nm 测定吸收度值 A,绘制标准曲线。

3. 列表

将血药浓度数据和尿排泄数据列于表 2-27-1、表 2-27-2:

表 2 - 27 - 1　血药浓度数据

取样时间/min	2.5	7.5	12.5	17.5	25.5	27.5	32.5	37.5	45	55
吸收度 A										
血药浓度/$(\mu g \cdot mL^{-1})$										

表 2 - 27 - 2　尿排泄数据

取样时间/min	0 ~ 5	5 ~ 10	10 ~ 15	15 ~ 20	20 ~ 25	25 ~ 30	30 ~ 35	35 ~ 40	40 ~ 50	50 ~ 60
V/mL										
吸收度										
ΔX_u										
Δt										
$T_{中}$										

注:$T_{中} = (t_i + t_{i-1})/2$

4. 作图

分别用表 2 - 27 - 1、表 2 - 27 - 2 两组实验数据作图,并计算药动学参数。

【分析思考】

1. 做好本次实验的关键是什么? 在操作中应注意哪些问题?

2. 使用尿排泄数据和血药浓度方法计算药动学参数,两者相比各有哪些优点?

实验二十八

药动学实验数据的处理

【实验目的】

1. 掌握利用 MS Excel 软件进行药动学数据处理的方法及药动学参数的计算方法。

2. 掌握药动学参数的意义。

3. 了解药动学参数、剂量等的变化对血药浓度的影响。

【实验原理】

药动学的数据处理、绘制图表可用手工或药动学专用软件如 WinNonlin、3P97、NON-MEN、DAS(NDST 的升级版)、PKBPN1 等,本实验介绍利用电子表格软件 MS Excel 药动学数据处理的方法。

1. 绘制图表

启动 MS Excel 2007,输入表中时间 t、血药浓度 c 等数据,建立工作表。用 Excel 的计算功能或函数进行有关数据计算,如用自然对数函数 Ln 或对数函数 Log 计算血药浓度的对数,这里取血药浓度的自然对数。使用"图表向导"工具或"插入"菜单中的"图表"命令,分别绘制 $c \sim t$ 曲线图和 $\ln c \sim t$ 曲线"$X - Y$ 散点图",根据 $\ln c \sim t$ 曲线图判断隔室模型的大致类型。也可以编辑 $c \sim t$ 曲线图的坐标轴,实现对数曲线、半对数曲线的转化,观察曲线的形态变化。

2. 药动学参数计算

一室模型静脉注射给药,$\ln c \sim t$ 曲线为一直线。用回归函数如斜率函数 *SLOPE*、截距函数 *INTERCEPT*、相关系数函数 *CORREL* 和回归标准差函数 *STEYX* 或回归参数函数 *LINEST* 等计算,求得直线方程,并由直线的斜率和截距计算有关药动学参数。

二室模型静脉注射给药,则 $\ln c \sim t$ 曲线尾段为一直线,即尾段直线,同样用回归函数求出尾段直线方程,从尾段直线方程借助指数函数 *EXP* 和线性趋势函数 *TREND* 计算外推浓度,公式可为"$= EXP(TREND)$",残数浓度 $c_{\text{残}}$ = 实测浓度 - 外推浓度。注意公式的绝对引用。作 $\ln c_{\text{残}} \sim t$ 曲线图,并对 $\ln c_{\text{残}}$ 与回归,得残数线直线方程,分别从外推线和残数线直线方程的斜率、截距和药动学相关公式求出有关参数,得药动学方程。

根据求出的动力学方程,编制成 Excel 计算公式,如一室模型静脉注射的血药浓度计算公式可为:

$$c = (X_0/V_d) \times EXP(-K \times t) \tag{2-28-1}$$

计算血药浓度的理论值,将其复制到 $c \sim t$ 曲线图表中,即可对 $c \sim t$ 曲线进行拟合,观察拟合效果。同理,可处理一室模型血管外给药的数据。多室模型则需对残数曲线进一步分解,将血药浓度曲线分解为各指数成分,根据分解的各线性的回归精度或计算残差平方和、拟合度、AIC 值,判断分解的准确性及模型的类型。

Excel 绘制的药－时曲线图具有自动更新功能,当血药浓度、参数或剂量等改变时,曲线图也自动变化。可用"窗体"工具设计参数、剂量、给药间隔等的微调项按钮或滚动条,对其进行调节,可观察血药浓度曲线的动态变化,直观形象地理解药动学参数、剂量等对血药浓度的影响。用"单变量求解""模拟运算表""方案管理器""规划求解"等分析工具,可进行给药方案设计。

【器材与试剂】

计算机 1 台(装 Microsoft office 2007 软件)、计算器、坐标纸、铅笔。

【实验安排】

根据下列数据,绘制药－时曲线和药－时半对数曲线图,进行有关计算,记录有关的计算结果。

1. 某患者静脉注射 1 050 mg 某药后不同时刻的血药浓度如下:

t/h	1.0	2.0	3.0	4.0	6.0	8.0	10.0
$c/(\text{mg} \cdot \text{L}^{-1})$	109.78	80.35	58.81	43.04	23.05	12.35	6.61

(1) 求该药的 K、$t_{1/2}$、V_d、c、AUC。

(2) 写出药动学方程。

2. 某药静脉注射 100 mg 后,定时收集尿液,得累积尿药量 X_u 如下:

t/h	0	1.0	2.0	3.0	6.0	12	24	36	48	60	72
X_u/mg	0	4.02	7.77	11.26	20.41	35.88	48.63	55.05	57.84	59.06	59.58

试分别用速度法和亏量法求该药的 K、$t_{1/2}$、k_e。写出药动学方程。

3. 口服 100 mg 某药($V_d = 30$ L)后,不同时刻的血药浓度如下:

t/h	0.2	0.4	0.6	0.8	1.0	1.5	2.5	4.0	5.0
$c/(\text{mg} \cdot \text{L}^{-1})$	1.65	2.33	2.55	2.51	2.40	2.00	1.27	0.66	0.39

(1) 求该药的 K、$t_{1/2}$、k_e 及 F 值。

(2) 写出药动学方程。

4. 某患者口服 100 mg 某药($F = 1$)后,不同时刻的血药浓度如下:

t/h	0.5	1.0	2.0	4.0	8.0	12.0	18.0	24.0	36.0	48.0
$c/(\text{mg} \cdot \text{kg}^{-1})$	5.4	9.9	17.2	25.8	29.8	26.6	19.4	13.3	5.9	2.6

(1) 求该药的 K、k_e、t_{max}、c_{max}、V_d、AUC 值。

(2) 写出药动学方程。

(3) 计算给药后 10 h 的血药浓度。

5. 某药口服溶液剂、片剂的血药浓度法生物利用度数据如下：

t/h	静脉注射（2mg·kg^{-1}）	溶液剂（10mg·kg^{-1}）	片剂（10mg·kg^{-1}）
0.5	5.94	23.4	13.2
1.0	5.30	26.6	18.0
1.5	4.72	25.2	19.0
2.0	4.21	22.8	18.3
3.0	3.34	18.2	15.4
4.0	2.66	14.5	12.5
6.0	1.69	9.14	7.92
8.0	1.06	5.77	5.00
10.0	0.67	3.64	3.16
12.0	0.42	2.30	1.99

试计算：

（1）口服溶液剂的绝对生物利用度。

（2）片剂和溶液剂比较的相对生物利用度。

【分析思考】

1. 如何根据血药浓度半对数曲线图判断隔室模型的大致类型？

2. 某药静脉注射 500 mg 后，定时收集尿液，不同时间间隔的尿药量 X_u 如下：

t/h	0.5	1.0	1.5	2.0	3.0	6.0	12
X_u/mg	75	55	40	30	40	40	10

试分别用速度法和亏量法求该药的 K、$t_{1/2}$、k_e 和 24 h 累积尿药量。

第三篇

药剂学设计实验

　　药剂学是以药物制剂为中心,研究其基本理论、处方设计、制备工艺、质量控制和合理应用的综合性应用技术科学。实验教学是理论与实践密切结合的重要组成部分。第一、二篇的实验是针对药物制剂的或者基本理论或者制备工艺或者质量评价等方面而设计的具体实验内容。通过前面的实验学习,我们已经基本掌握了研究药物制剂所需的基本理论和操作方法。但以上形式只是被动的学习,学生没有自己独立地思考、自行设计实验与实现创新的机会。

　　本篇药剂学设计实验的编写意在使学生在前面学习的基础上,综合应用所学知识,对特定的药物进行制剂设计与评价,总结制剂学习中存在的不足,初步涉及药物制剂的研究与开发内容。在本篇中,我们安排了口服制剂、非胃肠道制剂及制剂新技术三部分内容,突出多种剂型在制备与质量检查等方面设计上的可变性和可行性,鼓励学生的创新性。

　　要完成本篇实验需要学生进行分组。要求各小组同学在接到任务后,按以下步骤去准备:

　　充分查阅文献,了解药物性质和国内外研究现状,必要时要写出立题依据,说明设计理由,确定剂型;设计出详细处方组成,并进行处方分析,拟采用的制备工艺操作方法及要点;设计质量评价指标,选择其中一项进行质量评价并确定相应方法;列出相应的参考文献;撰写设计报告。

　　实验设计报告内容要求:

1. 课题名称、小组成员。
2. 药物结构特点、理化性质、剂型特点、研究现状、立项依据。
3. 试药与器材设备。
4. 处方组成、制备工艺及质量评价。
5. 实验结果与结论。
6. 时间安排、人员分工。
7. 参考文献。

实验一
盐酸二甲双胍片剂的设计

【实验目的】

糖尿病是一种以高血糖为特征的内分泌代谢性疾病,是严重危害人体健康的常见慢性终身疾病。治疗糖尿病的药物主要有磺酰脲类、α-葡萄糖苷酶抑制剂、噻唑烷二酮类及双胍类。双胍类常用药有盐酸二甲双胍、盐酸苯乙双胍等,其中盐酸二甲双胍临床应用范围较广。

盐酸二甲双胍(metformin hydrochloride)化学名 1,1-二甲基双胍盐酸盐,分子结构如右图,分子式为 $C_4H_{11}N_5 \cdot HCl$,相对分子质量为 165.62,易溶于水,在甲醇中溶解,乙醇中微溶,在氯仿或乙醚中不溶。本品水溶液用紫外分光光度法,在 233 nm 波长处有最大吸光度。

1,1-二甲基双胍盐酸盐

二甲双胍主要由小肠吸收,吸收半衰期为 0.9~2.6 h,生物利用度为 50%~60%。口服二甲双胍 0.5 g 后 2 h,其血浆浓度达峰值,近 2 g·mL^{-1}。胃肠道壁内集聚较高水平二甲双胍,为血浆浓度的 10~100 倍。肾、肝的唾液内含量约为血浆浓度的 2 倍多,二甲双胍结构稳定,不与血浆蛋白结合,以原形随尿液排出,清除迅速,血浆半衰期为 1.7~4.5 h,12 h 内 90% 被清除。本品一部分可由肾小管分泌,故肾清除率大于肾小球滤过率,由于本品主要以原形由肾排泄,故在肾功能减退时用本品可在体内大量积聚,引起高乳酸血症或乳酸性酸中毒。本品大鼠的 LD$_{50}$ 为口服 1 000 mg·kg^{-1},皮下注射 300 mg·kg^{-1}。另外,本品流动性差。

盐酸二甲双胍,适用于 2 型糖尿病的治疗,是一种胰岛素增敏剂,可以使糖尿病患者血糖及糖化红蛋白降低,可以减轻胰岛素抵抗并且降低 2 型糖尿病患者空腹及餐后血糖。与胰岛素和磺胺类降糖药相比,它对超重糖尿病患者可强化血糖控制,且不增加低血糖的发生,也不增加体重,还可降低大小血管并发症的发生率。英国前瞻性糖尿病研究表明,盐酸二甲双胍可作为治疗 2 型糖尿病的一线用药。

盐酸二甲双胍即释片(或俗称普通片),于 1985 年在欧洲、1995 年在美国获准上市。由于二甲双胍口服给药具有半衰期短(2~6 h)、生物利用度低(40%~60%)、给药剂量大(1 000~2 550 mg·d^{-1})、服药次数多及胃肠道不良反应率高等特点,一些改进的剂型如肠溶片、缓释片及微囊剂等得已开发。目前,在国内有近 150 家企业生产盐酸二甲双胍片,剂型有普通片、缓释片、肠溶片等,其中以单片较大规格剂型市场占有率较高;缓控释片、肠溶片以其服药顺应性好,血药浓度平稳,毒副作用较低,胃肠道刺激小,有很大的市场潜力和良好研究前景。

本实验要求学生结合自己的专业知识和文献资料,按照要求制备盐酸二甲双胍不同类型的片剂。

【实验安排】

请根据以上内容,结合自己的文献调研,选择进行以下实验:

1. 盐酸二甲双胍普通片的处方筛选与制备工艺研究。

2. 盐酸二甲双胍肠溶片的制备与质量控制。

3. 盐酸二甲双胍骨架型缓释片的制备及其体外释放度考察。

【注意事项】

1. 片剂常见的处方组成包括：主药、稀释剂、润湿剂、黏合剂、崩解剂、润滑剂，以及色香味的调节剂等。片剂制备工艺根据其制粒工艺不同分为：湿法制粒压片法、干法制粒压片法和粉末直接压片法等。

微晶纤维素密度较低，比容积较大，粒度分布较宽，常被用作稀释剂。微晶纤维素可以解决诸多问题，如提高片剂的硬度、改善难溶性药物溶出度等。微晶纤维素成本高，流动性差而且堆密度低，因此在片剂处方中不单独使用。

为了降低压片和出片时对模壁的摩擦力，常常需要在处方中添加润滑剂。润滑剂分为水溶性润滑剂与疏水润滑剂，包括硬脂酸镁和微粉硅胶等，可根据药物性质与制作工艺选择适宜的润滑剂。

湿法制粒中根据辅料和主药的理化性质，选择合适的润湿剂和黏合剂。特别注意一些对温度、水分或有机溶剂敏感的药物的制备工艺选择，可以采用无需溶剂与干燥的干法制粒工艺。干法制粒时应调整合适的颗粒硬度，避免因颗粒过硬造成片面出现麻点的现象。粉末直接压片要考虑到辅料与主药的密度差异或粒子大小区别，避免在饲料过程中出现离析现象。

2. 普通片剂的质量考察指标包括：片重差异、硬度、脆碎度、崩解度、溶出度等。学生可以选择不同的辅料，选择不同的制备工艺，以质量考察指标相关要求为评价依据，进行处方筛选或者制备工艺研究。

3. 由于药物的一些特殊性质和医疗上的需要，可以将该药物制备成肠溶形式制剂。肠溶包衣，其包衣膜耐胃酸，进入肠部某部位后迅速崩解释放内容物，从而发挥药效。肠溶包衣材料种类繁多，如虫胶、聚乙烯醇乙酸苯二甲酸酯（PVAP）、丙烯酸树脂类、纤维素及其衍生物等。学生可以根据自己调研的相关参考文献，选择合适的包衣聚合物，选择合适的包衣技术，设定相关的制备工艺参数，进行肠溶片的制备与质量控制。

4. 缓控释制剂一般包括骨架型缓释制剂、膜控型缓控释制剂及渗透泵型控释制剂。其中骨架型缓释制剂的缓释材料有亲水凝胶骨架、不溶性骨架和生物溶蚀性骨架材料。

亲水凝胶骨架材料能够遇水膨胀，体积增大，形成凝胶屏障，从而控制药物释放，最终凝胶材料会完全溶解，药物全部释放。药物的释放机制主要是在凝胶层中药物扩散和凝胶层的溶蚀。溶解度大的药物，释放机制主要表现为药物的扩散为主，而溶解度小的药物，其释药机制主要表现在凝胶层的溶蚀过程。

不溶于水或者水溶性极小的高分子聚合物可以作为不溶性骨架材料。药物通过骨架中的极细孔道缓慢扩散而释放。最终骨架几乎不变，随大便排出体外。

生物溶蚀性骨架材料，是指本身不溶解，但在胃肠液下可以逐渐溶蚀的惰性蜡质、脂肪酸及其酯类等。这类骨架材料可以在体内逐渐溶蚀，药物通过孔道扩散、骨架溶蚀，以及二者相结合的机制释放。

5. 目前，用于释放曲线比较的方法有 3 类：①方差分析法；②模型拟合法；③直接比较法,如差异因子法或相似因子法。模型拟合法采用不同的数学模型拟合体外试验数据,对于了解释药机制尤为重要。一般可以采用 SPSS 软件进行 4 种常用的数学模型拟合,即零级方程、一级方程、Higuchi 方程和 Peppas 方程,根据拟合优度(R^2)判断曲线拟合情况,进而判断释药机制。

【分析思考】

1. 盐酸二甲双胍还可以设计成什么剂型?就其中一种简要说出设计理由或原理,并分析介绍处方组成,简述其制备工艺与质量考察。

2. 薄膜包衣技术中,采用有机溶液包衣和水性包衣各自的优缺点有哪些?

3. 叙述骨架型和膜控型缓释片在制备工艺上的优缺点。

4. 怎样评价粉体的流动性和可压性?为什么要制粒,制粒方法有哪几种?

实验二

双氯芬酸钠灭菌或无菌制剂的设计

【实验目的】

人类应用解热镇痛药已有 150 余年历史。现在,解热镇痛药已成为人类日常生活中不可缺少的重要药品,是全球应用面最广,应用量最大的医药产品之一。目前世界上解热镇痛药有几十个品种,较常用的有十余种,属重量级的有六大品种:对乙酰氨基酚、阿司匹林(乙酰水杨酸)、布洛芬、萘普生、安乃近和甲氯芬那酸(双氯芬酸)。

双氯芬酸(diclofenac)为苯乙酸类衍生物,属非甾体类消炎药。双氯芬酸钠(双氯灭痛,diclofenac sodium,DSF)是一种衍生于苯乙酸类的非甾体消炎镇痛药,其镇痛作用比阿司匹林和吲哚美辛强,为阿司匹林的 26~50 倍,系外周型镇痛药,特点为药效强,不良反应轻,剂量小,个体差异小。其作用机制为抑制环氧酶活性,从而阻断花生四烯酸向前列腺素的转化。同时,它也能促进花生四烯酸与三酰甘油结合,降低细胞内游离的花生四烯酸浓度,而间接抑制白三烯的合成。近年来,DFS 被广泛应用于临床,主要剂型有片剂、胶囊剂、眼用制剂等,但其副作用未被重视。

双氯芬酸钠,化学名称为:邻 – (2,6 二氯苯胺) – 苯乙酸钠,分子结构如右图,分子式:$C_{14}H_{10}Cl_2NO_2Na$,相对分子质量:318.13,水溶性低(9 mg·mL^{-1},25 ℃),且对胃肠道有刺激作用。口服吸收迅速,有首关消除,其口服生物利用度约为 50 %,血浆蛋白结合率 99 %,口服 1~2 h 血药浓度达峰值。可在关节滑液中积聚,经肝广泛代谢后与葡萄糖醛酸或硫酸结合迅速排出体外,消除半衰期为 1.1~1.8 h,长期应用无蓄积作用。本品的 pH 应为 7.5~9.0。有报道,双氯芬酸钠的溶解度随溶液 pH 的变化而变化,当 pH 大于 6.5 时,随溶液的 pH 的增大,溶解度增加。

本品分子结构中尚含有易氧化基团,如将其制成注射液,则可使之稳定性下降。

本实验要求学生结合专业知识和文献资料,按照要求制备双氯芬酸钠注射剂和滴眼剂。

【实验安排】

请根据以上内容,结合自己的文献调研,选择进行以下实验:

1. 设计双氯芬酸钠的注射剂处方,进行筛选与制备工艺研究。

2. 设计双氯芬酸钠注射剂的稳定性研究方案,并依此进行实验。

3. 双氯芬酸钠滴眼剂的制备及其兔眼药动学研究。

【注意事项】

1. 注射剂处方设计须考虑的问题

(1) 药物理化性质

这些理化性质包括化学含量或生物效价、溶解度与溶解速度、分配系数、水分、pH – 速度图、稳定性等。同时还要了解药物的分子结构、相对分子质量、药物颜色、嗅味。必要时还需要测定药物颗粒大小、形状、晶型、熔点、热分析图、吸收光谱、吸湿性等一系列性质。

（2）药物的溶解性

药物的溶解度与温度和 pH 有关，有些药物对温度依赖性很大，温度高时溶解，温度低时又析出。一般弱酸弱碱性药物的溶解度则随 pH 而改变。还有些药物特别是中药注射剂中某些成分在初制时呈胶态存在于注射剂中，贮存一段时间，胶体老化而析出沉淀。这些均说明要解决药物的溶解性问题。

（3）药物的化学稳定性和生物学稳定性

化学稳定性主药考察主药是否稳定，属于何种降解途径，同时还要研究各种处方因素和外界因素对主药的影响。

除灭菌外，要解决注射剂的生物学稳定性，还常需加入抑菌剂。凡加有抑菌剂的注射剂，应在标签或说明书上说明抑菌剂的名称和用量。特别注意，供静脉或脊椎注射用的注射剂，不得添加抑菌剂。

（4）注射剂的安全性和渗透压的调节

注射剂的安全性，一方面指注射剂本身的毒性、溶血性，另一方面指局部刺激性、疼痛性。应通过毒性实验进行考察。刺激性、疼痛性产生的原因，有些是药物本身引起，多数是由 pH 与渗透压不适引起。注射液的 pH 应不超过人的生理耐受范围。在新产品试制中，即使所配溶液为等渗溶液，为了用药安全，亦应进行溶血试验，必要时加入等张调节剂，以防止溶血。

2. 辅料选用的基本原则

应采用符合注射用要求的辅料；在满足需要的前提下，注射剂所用辅料的种类及用量应尽可能少；应尽可能采用注射剂常用辅料。

3. 难溶性药物注射剂制备的决策 见图 3－1－1。

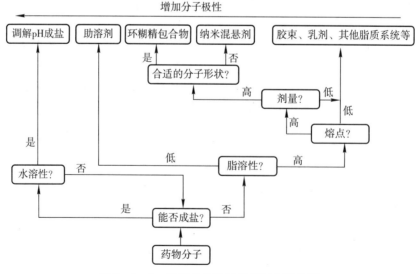

图 3－1－1 难溶性药物注射剂制备的决策

4. 化学药品注射剂质量研究内容的确定

对于注射剂,需要重点关注的研究项目通常包括:pH(酸碱度)、渗透压、澄清度与颜色(或溶液的澄清度与颜色)、有关物质、细菌内毒素/热原、无菌、重金属、不溶性微粒、含量测定等。此外,粉针剂还应检查干燥失重或水分;抗生素等发酵来源的注射剂应进行异常毒性、升压物质、降压物质的检查;若注射剂处方中加有抗氧剂、抑菌剂、稳定剂和增溶剂等,可能影响产品安全性和有效性的辅料时,应视具体情况进行定量检查。

5. 稳定性研究设计和内容

注射剂稳定性研究内容包括影响因素试验、加速试验和长期试验,具体内容参见《化学药物稳定性研究技术指导原则》。

【分析思考】

1. 提高难溶性药物溶解度的手段有哪些?

2. 双氯芬酸钠能否制成混悬型注射剂?请简述混悬型注射剂处方设计需要考虑的内容,并设计本品处方与制备方法。

3. 中药注射剂存在哪些问题?其可能的解决方法有哪些?

4. 注射剂一般都经灭菌过程,但在哪种情况下,灭菌后仍需要加入抑菌剂?

5. 简述活性炭在药物制剂中的应用。

实验三

月见草油乳剂的制备及检测

【实验目的】

月见草油主要有效成分为,γ-亚麻酸,其为不饱和脂肪酸,熔点 −11 ~ −10 ℃,沸点 230 ~ 232 ℃(2.27 kPa),常温下呈无色或淡黄色油状液,在空气中不稳定,尤其在高温下易发生氧化反应,在碱性条件下易发生双键位置及构型异构化反应,形成共轭多烯酸。分子式如下:

H₃C ———————— CH

γ-亚麻酸是一种人体必需的高级不饱和脂肪酸,在人体内它由亚油酸转化而来。临床结果显示它对三酰甘油、胆固醇、β-脂蛋白下降有效,并具有提高高密度脂蛋白(HDL)的功效。此外,它还有抗脂质过氧化、减肥、抑制消化性溃疡、增强胰岛素功能及抗血栓等作用,亦有较强抗癌活性。

通过设计月见草油乳剂的处方及制备,了解乳剂制备的操作要点,掌握乳剂质量检查标准和方法。培养学生运用理论知识分析问题,并运用于科研、生产实际的能力和综合设计能力,为研制开发药物乳剂新制剂和新剂型奠定基础;掌握乳剂的生产工艺流程和操作要点,掌握乳剂成品质量检查标准和方法。

【器材与试剂】

乳钵、刻度离心管、试剂瓶、离心机、显微镜、磨塞量筒、普通天平。

月见草油、辅料(从甘油、大豆卵磷脂、PEG 200、卡波沫、羟苯乙酯、维生素 E、凡士林、乙醇等中自选)。

【实验安排】

1. 查阅有关月见草油的理化性质的文献资料。

2. 设计月见草油乳剂的处方及制备工艺、质量控制方法、稳定性研究实验方案。

3. 交流设计思路,在实验指导教师指导和共同商讨下完善实验设计,经老师批准认同后正式实施。

4. 完成实验并写出实验报告后,进行实验总结和讨论。

【分析思考】

1. 影响乳剂稳定性的因素有哪些?

2. 干胶法与湿胶法的特点是什么?

实验四

莪术油制剂的设计

【实验目的】

莪术油是从姜科植物莪术的根茎中提取出的一种挥发油类物质。作为传统的活血化瘀中药,莪术油具有高效低毒的特点。现代药理学研究发现,莪术油具有抗炎、抗肿瘤、抗血栓、抗病原微生物等作用。莪术油的主要成分是莪术醇、莪术二酮、吉马酮、榄香烯等。现阶段主要以莪术油中的莪术醇和榄香烯的含量作为依据,制定质量标准。由于莪术二酮和吉马酮的含量比较高,且具有一定活性,因此将二者作为特征成分纳入质量控制指标,可以更有效控制莪术油的质量。

莪术油已用于临床,已在使用或研制的剂型有注射剂、乳剂、软胶囊、微球剂、滴眼剂、霜剂和栓剂等制剂。

本实验要求学生结合自己的专业知识和文献资料,按照要求制备莪术油的相应制剂。

【实验安排】

请根据以上内容,结合自己的文献调研,选择利用诸如固体分散体、包合物、脂质体、微囊化、自乳化等技术进行莪术油制剂的设计。要求:

1. 写出处方及其处方分析,并进行制备、表征与体外质量控制。

2. 对制备的莪术油制剂进行药动学研究。

3. 口服型莪术油制剂的肠吸收实验。

4. 对制备的莪术油制剂进行动物组织分布研究。

【注意事项】

1. 脂质体作为药物载体具有提高药物疗效、减轻药物不良反应及靶向作用的特点。脂质体是由磷脂分子在水相中通过疏水作用形成的,因此制备脂质体所强调的不是膜组装,而是如何形成适当大小、包封率高和稳定性高的囊泡。制备的方法不同,脂质体的粒径可从几十纳米到几微米,并且结构也不尽相同。目前,制备脂质体的方法较多,通常分为被动载药法和主动载药法。

被动载药法,在制备含药脂质体时,首先将药物溶于水相或有机相中,然后按适宜的方法制备含药脂质体,该法适于脂溶性强的药物,所得脂质体有较高的包封率且不易泄露。具体分为:薄膜分散法、超声分散法、冷冻干燥法、冻融法、复乳法、反相蒸发法、超临界法。

主动载药法,对于两亲性药物,如某些弱酸弱碱,其油水分配系数、介质 pH 和离子强度的影响较大,通过形成脂质体膜内、外水相的 pH 梯度差异,使脂质体外水相的药物自发地向脂质体内部聚集。具体有:pH 梯度法、硫酸铵梯度法、醋酸钙梯度法。

2. 微型包囊技术是近 30 年来应用于药物的新工艺、新技术。成囊的制备过程称为微型包囊术,简称微囊化,系利用天然的或合成的高分子材料为囊材作为囊膜,将固体药物或液体药物做囊心物包裹而成药库型微小胶囊称为微囊。

　　微囊化技术具有提高药物的稳定性、掩盖药物的不良气味、减少药物的刺激性、液态药物固态化、具有缓释及控释和靶向性能等优点,将微囊化技术应用于中药制剂,可以大大提高中药的药效和安全性。目前,中药微囊剂的研究主要集中在中药单体化合物,而对成分比较复杂的单味中药有效成分提取物和中药复方的研究则相对较少。

　　3. β-环糊精分子外形呈截锥状,分子中每个葡萄糖单元采取未扭曲椅式构象,作为吡喃葡萄糖单元4C1构象。环糊精空腔内部有较高电子云密度,表现出一定疏水性;环糊精大口端和外壁表现为亲水性。β-环糊精这种特征结构使其具有很多特别性能,能与范围极其广泛的各类客体(例如有机分子、无机离子、配合物甚至惰性气体)通过分子间相互作用形成主客体包合物,对客体具有屏蔽、控制释放、活性保护等功能,广泛应用于医药和食品领域。

　　β-环糊精包合物结构主要有两种类型:笼型和管道型。无论是在固相,还是在水溶液中,β-环糊精空腔实际上都不是空着的,而是结合着水分子。包结过程实际上是非极性小分子客体取代空腔中水分子的过程。也就是说,相对非极性客体分子与一个没完全溶剂化疏水空腔相互作用,这是一个放热过程,以焓变为主,符合熵焓补偿效应,而范德华力是主要驱动力。

　　β-环糊精包合物制备方法包括:饱和水溶液法(重结晶或共沉淀法)、悬浊液法、包结络合物法、共研磨法、微波法及超声波法等。

　　【分析思考】

　　1. 能够实现液态药物固态化的制剂技术有哪些?

　　2. 脂质体的不稳定性表现在哪几方面?

　　3. 纳米乳技术中可以采用哪些方法降低因表面活性剂量大而引起的毒性问题?

　　4. 怎样评价活性药物成分的肠渗透性? 各种方法有何利弊?

▶ 附录

药物制剂常用仪器设备

一、粉碎设备

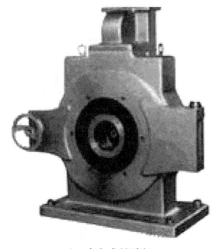

1. 冲击式粉碎机

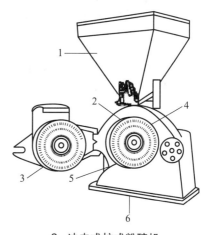

2. 冲击式柱式粉碎机

1－料斗；　2－转盘；　3－固定盘；
4－冲击柱；　5－筛圈；　6－出料

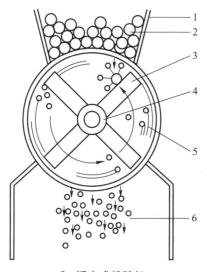

3. 锤击式粉碎机

1－料斗；　2－原料；　3－锤头；
4 旋转轴；　5－未过筛颗粒；　6－过筛颗粒

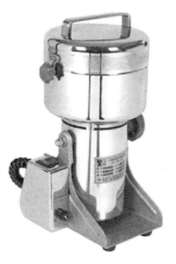

4. 实验用冲击式粉碎机

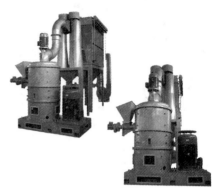

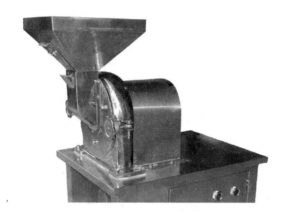

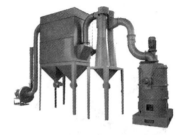

5. 药用冲击式粉碎机　　　　　　　6. 滚压粉碎机实物图

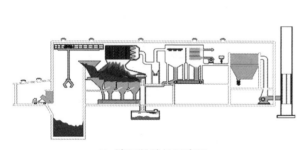

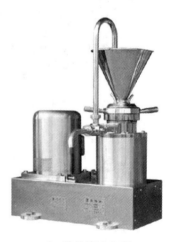

7. 滚压粉碎机示意图　　　　　　　8. 胶体磨实物图

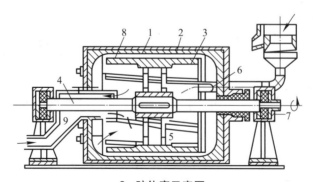

9. 胶体磨示意图

1-筒体；2-衬板；3-转子；4-转轴；5-轮毂；6-孔；7-轴承；8-间隙；9-排料管

二、筛分设备

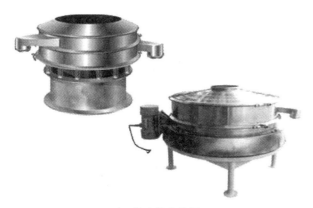

1. 旋动筛实物图

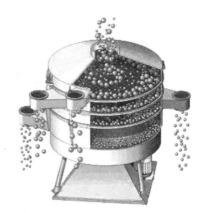

2. 旋动筛示意图

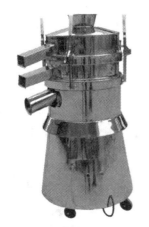

3. 振荡筛实物图

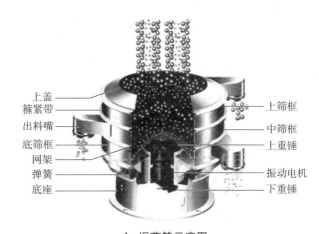

4. 振荡筛示意图

上盖　箍紧带　出料嘴　底筛框　网架　弹簧　底座　上筛框　中筛框　上重锤　振动电机　下重锤

三、混合设备

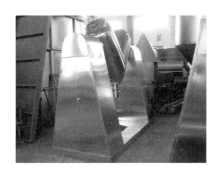

1. V 型混合机实物图

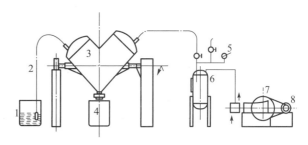

2. V 型混合机示意图

1 – 物料筒；　2 – 吸料筒；　3 – 混合机；　4 – 出料筒；
5 – 真空表；　6 – 气体净化罐；　7 – 真空泵；　8 – 电动机

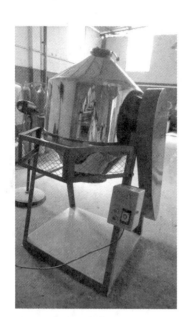

3. 双锥形混合机实物图

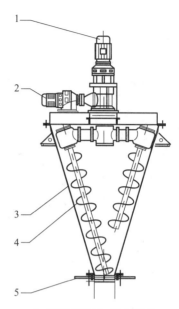

4. 双锥形混合机示意图

1－电动机；　2－电动机；　3－缸体；
4－锥形搅拌桨；　5－出料

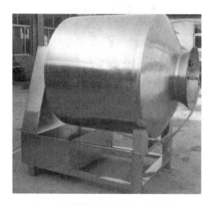

5. 水平圆桶形混合机实物图

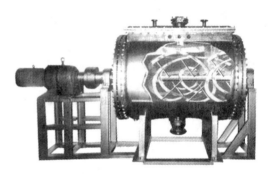

6. 水平圆桶型混合机示意图

四、干燥设备

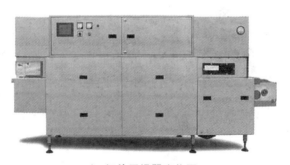

1. 红外干燥器实物图

进料

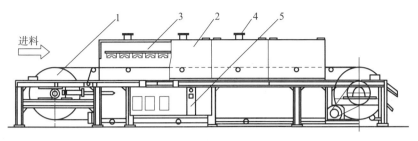

2. 红外干燥器示意图

1-输送带； 2-干燥室； 3-辐射器； 4-排气口； 5-控制器

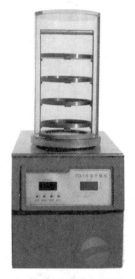

3. 冷冻干燥器实物图

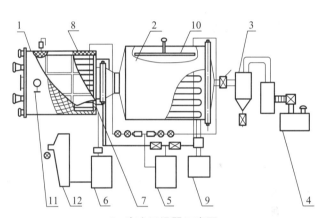

4. 冷冻干燥器示意图

1-物料箱； 4-真空泵； 7-蒸发排管； 10-淋水器；
2-冷冻捕集箱； 5-制冷压缩机； 8-加热排管； 11-麦氏真空表；
3-汽水分离器； 6-导热油加热器； 9-排湿风机； 12-自控电柜

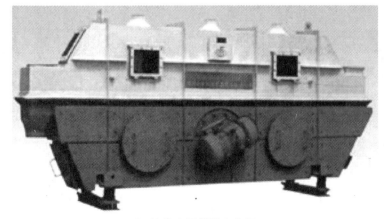

5. 流化床干燥器实物图

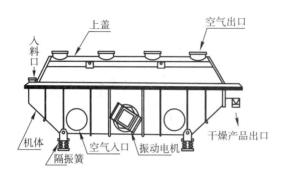

6. 流化床干燥器示意图

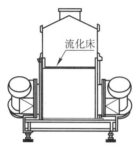

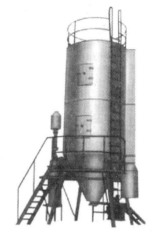

7. 喷雾干燥器实物图

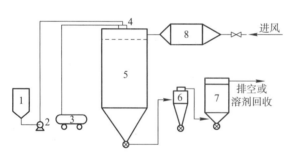

8. 喷雾干燥器示意图

1-液料槽; 2-液料泵; 3-压缩空气; 4-气流喷嘴;
5-干燥器; 6-旋风分离器; 7-布袋吸尘器; 8-加热器

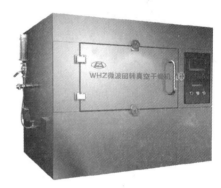

9. 微波干燥器实物图(1)

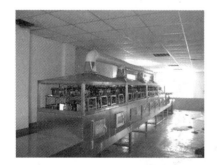

10. 微波干燥器实物图(2)

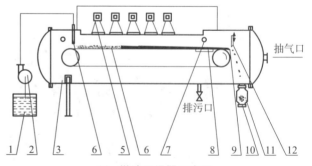

11. 微波干燥器示意图

1-料筒; 2-料泵; 3-真空箱体; 4-加料枪; 5-磁控管;
6-输送装置; 7-清洗装置; 8-冷却装置; 9-刮料装置;
10-碟阀; 11-接料器; 12-破碎装置

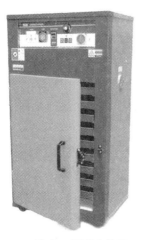

12. 箱式干燥器实物图

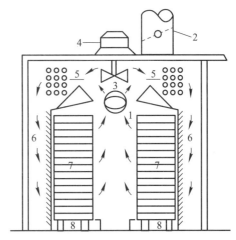

13. 箱式干燥器示意图

1-空气入口； 2-空气出口； 3-风机； 4-电动机；
5-加热器； 6-挡板； 7-盘架； 8-移动轮

五、制粒设备

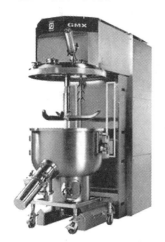

1. 高速搅拌制粒机实物图

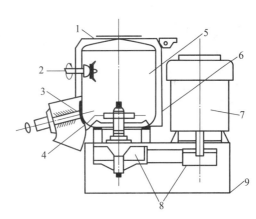

2. 高速搅拌制粒机示意图

1-盖； 2-切(粉)碎刀； 3-排除阀;4-搅拌浆； 5-混合槽；
6-夹层； 7-电动机； 8-皮带驱动装置； 9-机座

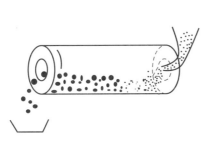

3. 转动制粒机示意图

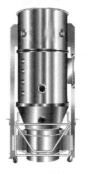

4. 间歇式流化制粒机实物图

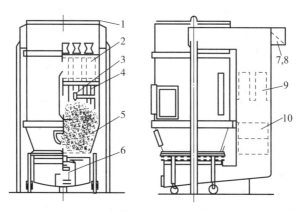

5. 间歇式流化制粒机示意图

1－进风滤过；　2－加热器；　3－压力环；　4－分布板；　5－料斗；　6－喷嘴；　7－流化室；
8－袋滤器；　9－摇振气缸；　10－出风口

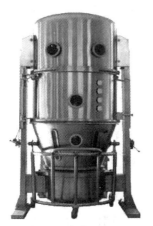

6. 喷雾干燥制粒机实物图

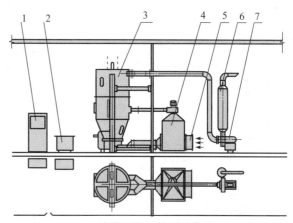

7. 喷雾干燥制粒机示意图

1－控制柜；　2－输液小车；　3－主机；　4－换热柜；
5－亚高效过滤器；　6－消声器；　7－引风机

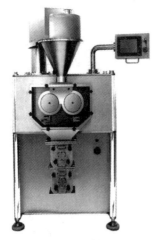

8. 滚压式干法制粒机实物图

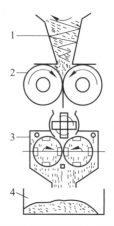

9. 滚压式干法制粒机示意图

1－进料螺杆；　2－挤压轮；
3－粉碎机；　4－颗粒容器

六、压片设备

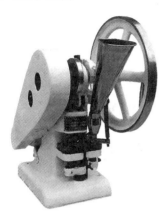

1. 单冲压片机实物图

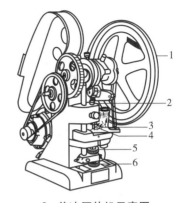

2. 单冲压片机示意图

1-手摇柄；　2-压力调节器；　3-饲料器；
4-上冲；　5-出片调节器；　6-片质量调节器

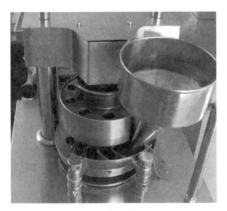

3. 多冲旋转式压片机实物图1

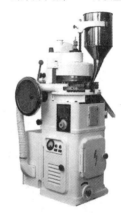

4. 多冲旋转式压片机实物图2

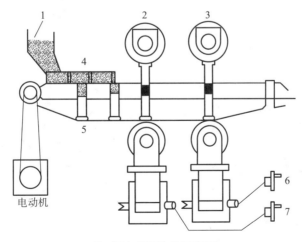

5. 多冲式压片机示意图

1-加料斗；　2-初压轮；　3-二次压轮；　4-刮粉器；
5-下冲轨道；　6-二次压轮调节器；　7-初次压轮调解器

七、包衣设备

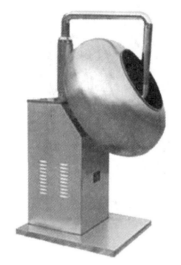

1. 转动包衣机实物图

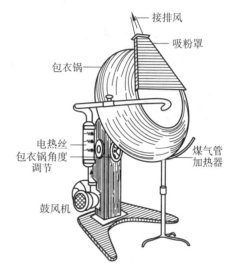

接排风
吸粉罩
包衣锅
电热丝
包衣锅角度
调节
鼓风机
煤气管
加热器

2. 转动包衣机结构图

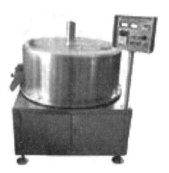

3. 悬浮包衣机实物图

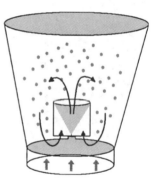

4. 悬浮包衣机示意图

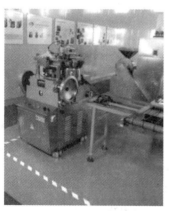

5. 压制包衣机实物图

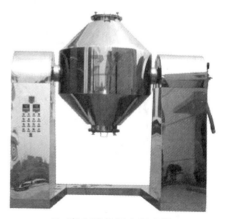

6. 离心流化制丸包衣机

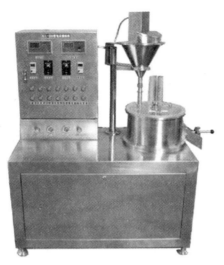

7. 离心流化制丸包衣机 2

八、片剂质量控制设备

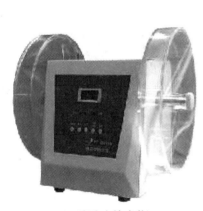

1. 脆碎度检查仪

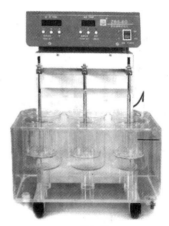

2. 崩解仪

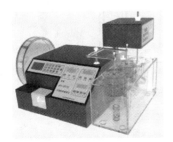

3. 国产片剂四用仪实物图

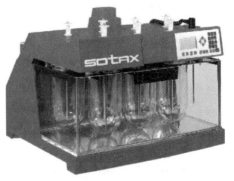

4. 溶出仪实物图（1）

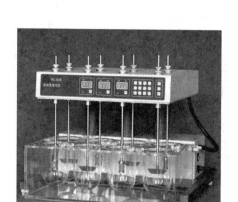

5. 溶出仪实物(2)

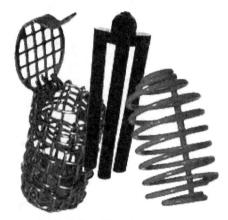

6. 溶出仪配件－胶囊沉降装置

九、制丸设备

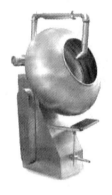

打光前　　打光后

1. 包衣锅

2. 挤压－滚圆制丸机

十、滴丸制备设备

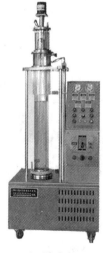

1. 滴丸机

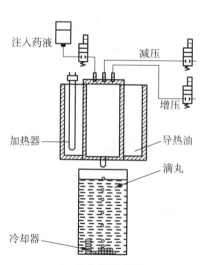

2. 滴丸剂示意图

十一、胶囊填充设备

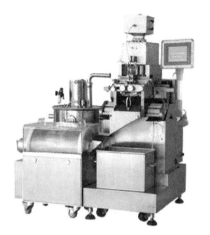

1. 自动旋转轧囊机

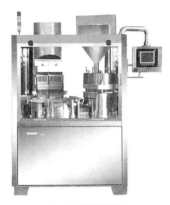

2. 胶囊灌装机

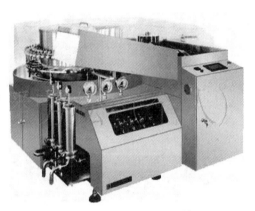

3. Acc – ofil 真空吸管式连续填充机

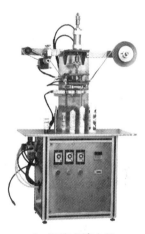

4. 插管式填充机

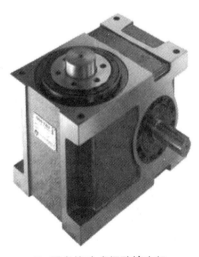

5. 圆盘换冲式间歇填充机

十二、单剂量包装设备

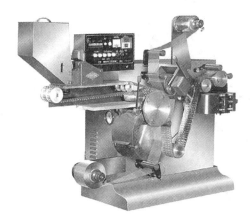

1. 水泡式包装设备

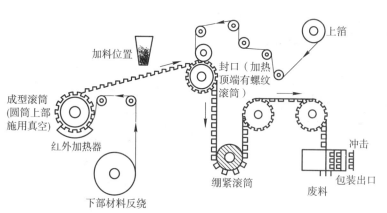

加料位置

上箔

封口（加热顶端有螺纹滚筒）

成型滚筒（圆筒上部施用真空）

红外加热器

绷紧滚筒

下部材料反绕

冲击

废料

包装出口

2. 水泡式包装设备示意图

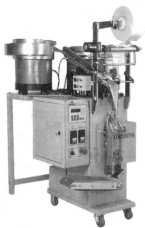

3. 窄条式包装设备

十三、机械法制备乳剂设备

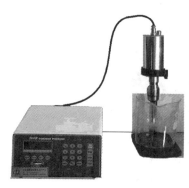

1. 超声波乳化机

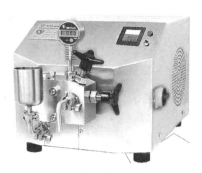

2. 高压乳匀机

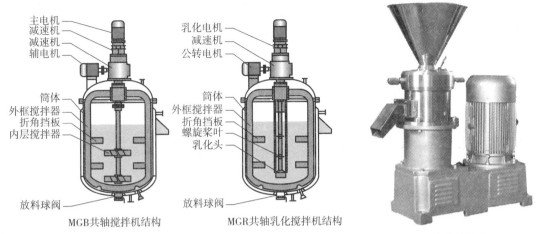

MGB共轴搅拌机结构

主电机
减速机
减速机
辅电机

筒体
外框搅拌器
折角挡板
内层搅拌器

放料球阀

MGR共轴乳化搅拌机结构

乳化电机
减速机
公转电机

筒体
外框搅拌器
折角挡板
螺旋桨叶
乳化头

放料球阀

3. 搅拌乳化装置

4. 卧式胶体磨

十四、注射用水的设备制备

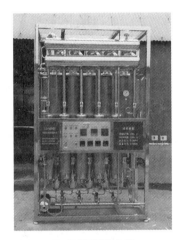

1. 多效蒸馏水器

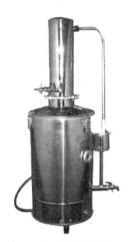

2. 塔式蒸馏水器

十五、栓剂的制备设备

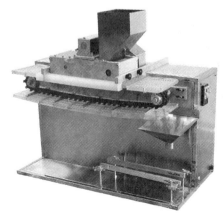

1. 制栓机

十六、软膏制备及其质量评价装置

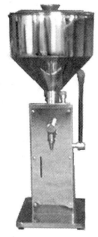

1. 立式单头定量软膏灌装机

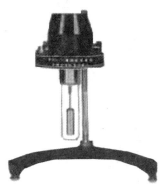

2. 黏度计

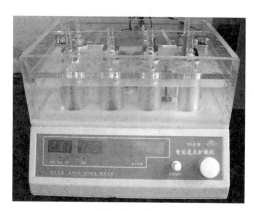

3. 透皮仪

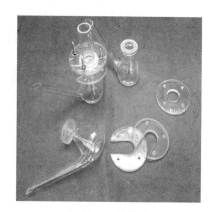

4. Franz 扩散池

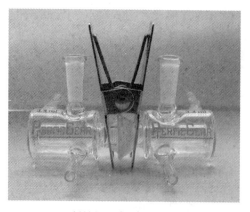

5. VALIA－CHIEN 扩散池

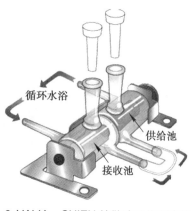

6 VALIA－CHIEN 扩散池工作示意图

参考文献

[1] 平其能. 药剂学实验与指导[M]. 北京：中国医药科技出版社，1994.

[2] 崔福德. 药剂学[M]. 7版，北京：人民卫生出版社，2011.

[3] 刘建平. 生物药剂学实验与指导[M]. 北京：中国医药科技出版社，2004.

[4] 姚崇舜. 天然药物温莪术[M]. 北京：人民卫生出版社，2008.

[5] 王晶. 吲哚拉新多晶型的制备及溶解度的研究[J]. 中国药剂学杂志，2005，3（1）：9－12.

[6] 陆振达，朱家壁. SMZ油/水分配系数与小肠吸收的关系[J]. 南京药学院学报，1984，15（1）：67－70.

[7] 陈颖，郭建新. 翻转小肠囊法研究环孢素A口服纳米脂质体在大鼠小肠的吸收行为[J]. 中国药科大学学报，2003，34（2）：137－140.

[8] 李琰，王宝艺，秦仲铮. 盐酸二甲双胍的新剂型研究进展[J]. 中国医药指南，2012，18（10）：67－69.

[9] 杨季，毕茹，王征. 肠溶包衣材料的发展及其应用[J]. 中国药学杂志，2006，12（41）：885－889.

[10] 李嘉煜，马越峰，李华，等. 包衣技术在盐酸二甲双胍缓释片制备中的应用[J]. 中国新药杂志. 2003，12（5）：348－351.

[11] 王利胜，周莉玲，陈秀娟. 盐酸二甲双胍缓释骨架片的研制[J]. 中国医院药学杂志，2005，25（12）：1124－1126.

[12] 夏清荣，张维博，李绪奇，等. 盐酸二甲双胍胃漂浮片的制备及体外释放研究[J]. 安徽医药，2012，16（6）：754－756.

[13] 谢俊，周建平，黄春玉. 复方双氯芬酸钠注射液的研制[J]. 中国新药杂志，2003，12（12）：1018－1021.

[14] 彭绍民，王绍伟，孙大卫. 双氯芬酸钠眼用制剂的眼内组织分布及药动学[J]. 食品与药品，2006，8（5a）：42－44.

[15] 胡宝荣，郭美华. 双氯芬酸钠壳聚糖滴眼液兔眼药动学[J]. 沈阳药科大学学报，2009，26（S1）：40－43.

[16] 张先洲，潘细贵，罗顺德，等. 双氯芬酸钠滴眼液稳定性研究[J]. 华西药学杂志，1997，12（1）：19－20.

[17] 吴静，王超，李宁，刘宏飞，等. 双氯芬酸钠药物树脂复合物的体外释放特性[J]. 中国新药杂志，2008，17（4）：321－325.

[18] 王婷，林绍强，姚崇舜，等. 莪术油制剂研究进展[J]. 医药导报，2008，5（27）：578－580.

[19] 王兰，常相娜. 莪术油多囊脂质体处方及制备工艺研究[J]. 现代中医药，2012.

[20] 贾宁，抽锦春，李嵘. 微囊化技术在中药制剂中的应用[J]. 南京中医药大学学报，2008，6（24）：431－432.

[21] 郝震峰，郭瑞臣. 莪术油脂肪乳剂犬血液动力学与大鼠组织分布研究[D]. 山东大学硕士学位论文，2008.

郑重声明

高等教育出版社依法对本书享有专有出版权。任何未经许可的复制、销售行为均违反《中华人民共和国著作权法》，其行为人将承担相应的民事责任和行政责任；构成犯罪的，将被依法追究刑事责任。为了维护市场秩序，保护读者的合法权益，避免读者误用盗版书造成不良后果，我社将配合行政执法部门和司法机关对违法犯罪的单位和个人进行严厉打击。社会各界人士如发现上述侵权行为，希望及时举报，本社将奖励举报有功人员。

反盗版举报电话 （010）58581999　58582371　58582488

反盗版举报传真 （010）82086060

反盗版举报邮箱 dd@hep.com.cn

通信地址 北京市西城区德外大街 4 号　高等教育出版社法律事务与版权管理部

邮政编码 100120

防伪查询说明

用户购书后刮开封底防伪涂层，利用手机微信等软件扫描二维码，会跳转至防伪查询网页，获得所购图书详细信息。也可将防伪二维码下的 20 位密码按从左到右、从上到下的顺序发送短信至106695881280，免费查询所购图书真伪。

反盗版短信举报

编辑短信"JB，图书名称，出版社，购买地点"发送至 10669588128

防伪客服电话

（010）58582300